白湯 毒出し健康法

体温を上げる魔法の飲みもの

蓮村 誠

PHP文庫

○本表紙図柄＝ロゼッタ・ストーン（大英博物館蔵）
○本表紙デザイン＋紋章＝上田晃郷

はじめに

私はこれまで数え切れないほど、たくさんの方々に「白湯《さゆ》を飲みましょう」と言い続けてきました。そして、今回ついに白湯のことばかり書いた本まで出してしまいました。

白湯はまるで魔法の飲みもののようです。白湯を飲むだけで、体重が落ちてスッキリとやせたり、排泄がよくなったり、吹き出物が消えたりします。からだだけでなく、こころまで元気になって、幸福感を感じられるようにさえなるのです。

もちろん、白湯は特別な飲みものではありません。ごくふつうの水を沸かしただけのただのお湯です。しかし、沸かし方にはちょっとしたコツがあります。飲み方にもルールがあります。これらのコツやルールを守ると、まるで魔法のように、私たちのこころとからだに抜群の効果をもたらすのです。

私自身、白湯は毎日飲んでいます。朝起きて1杯、昼食や夕食をとりながら1杯、そして仕事の合間にときどきすするようにして飲んでいます。白湯を飲むとからだが自然とあたたかくなります。からだがあたたかいと活動がおっくうではなくなり、仕事や遊びが楽しくなります。楽しい仕事はいつもよりはかどり、遊びは大きな喜びになります。そして、仕事や遊びで充分に満足すれば、人生が幸福になっていきます。つまり、白湯を飲むと人生が幸福になっていく、ということです。

そんな馬鹿なと思うのは早計です。少なくとも、からだが冷えているところは不安定になり、からだの機能が低下します。活動の効率が落ち、求めた結果を得にくくなり、そのためこころは満足できず、幸福にはなれません。

白湯の効果や、その理屈については本書でたっぷりとご紹介しますが、とにかく白湯を飲みはじめてみてはいかがでしょうか？　お金もたいしてかかりませんから、仮に一、二週間続けて効果を実感できなくても損した気分にはならないでしょう。しかし、たくさんの人に白湯飲みを勧めてきた私の経験からすると、白湯を一週間続けて飲めば、九割以上の方がこころやからだによい効果を実感します。そして、白湯飲みが生活の中でほぼ完全に定着するのです。

白湯はとても不思議な飲みものです。ビール好きの人が毎日ビールを飲むのとはわけが違います。コーラ好きの人が、コーラがないといられない、というのとは違うのです。白湯にはもちろん、習慣性などありませんが、白湯は一度飲み癖がつくと、白湯がとても美味しく感じられ、どうしてもまた白湯が飲みたくなってしまうのです。こころとからだに良くて、しかもお金がかからなくて、続けられる飲みものなんて、白湯だけではないでしょうか？

前置きはこれくらいで充分ですね。白湯の魅力、白湯の不思議、そして白湯の効果を余すところなくご紹介しましょう。

２０１０年初春

蓮村　誠

白湯《さゆ》 毒出し健康法◉目次

第1章

白湯の解毒力

第2章 さあ、白湯を飲もう！ 47

第4章

朝の解毒力と体質別の飲み方

第5章 白湯飲み体験談

第6章

白湯飲み健康法 Q&A 141

編集協力／服部みれい（服部事務所）
本文イラスト／七字由布
ＤＴＰ／安井智弘

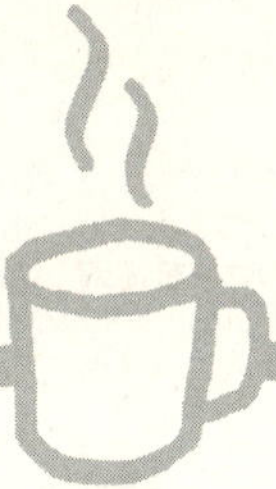

白湯を効果的に飲むための

毒出しキーワード

本書を読み、「白湯《さゆ》毒出し健康法」をすみやかに行うための用語集です。先に読んでおいてもかまいませんし、このワードが出てきたときに、戻って読み直すとさらに理解が深まるでしょう。これらは、アーユルヴェーダの基本ワードです。

ドーシャ（3つの体質）

すべての人には、ドーシャと呼ばれる3つの力（ヴァータ、ピッタ、カパ）があります。それぞれのドーシャは、特定の性質をもっていて、わたしたちの個性や体質はこの3つの力のバランスによって決まります。あなたのドーシャは、156ページで調べることができます。

ヴァータ体質の特徴

ヴァータ ㊎風

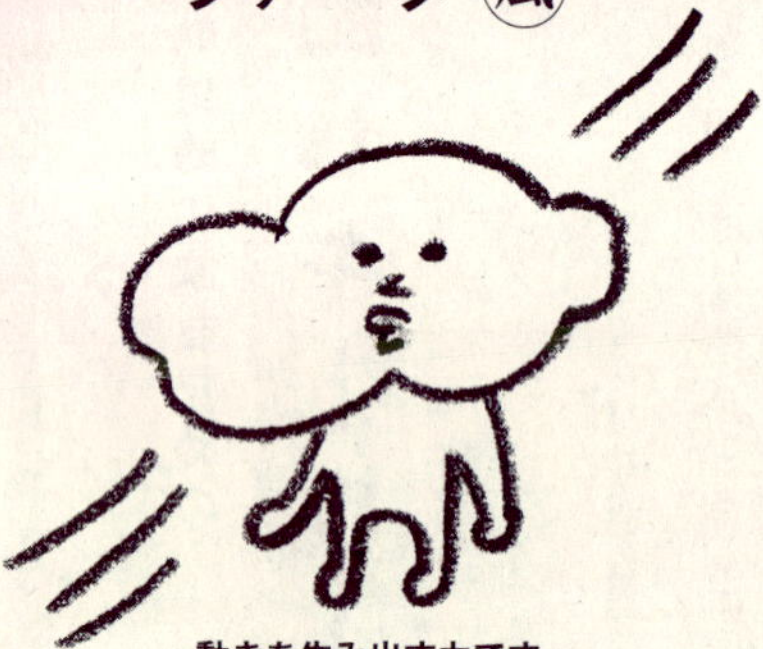

動きを生み出す力です

性　質

軽い、動く、冷たい、乾燥している、澄んでいるなど、**「風」から連想できる性質**

人の特徴

こころが軽い、快活さ、気分や思考が変わりやすい、好奇心が強い、浅く早い理解力、知識や体験を広く浅く求める傾向、素早い動作、からだが軽い、乾きやすい、冷えやすい、全身の臓器や器官の動き

からだ

・すらっと背が高いか小柄で細身
・顔の彫りは浅く、皮膚は冷たく乾燥肌
・髪もパサつきがち
・スタミナがあまりなく便秘気味
・寒さに弱く冷え性。脳卒中、高血圧になりやすい

性　格

・明るくて快活
・順応性があり理解も早く、いつも前向きで想像力豊か
・興奮しやすくて気分が変わりやすい
・ストレスを受けて緊張しやすく、不安、心配になることも多い

行　動

・動作が素早く、歩くのも速い
・熱中しやすく衝動的で、食事や睡眠も不規則になりがち
・新しいことをすぐに自分のものにするが、持続力はあまりない

乱れやすい時間

・２～６時と14～18時

乱れやすい季節

・晩秋から冬、梅雨、台風

乱れやすい年齢

・60歳以上の老年期

適している職業

・接客業、デザイナー、写真家、教育者、小説家

ピッタ体質の特徴

ピッタ ㊋

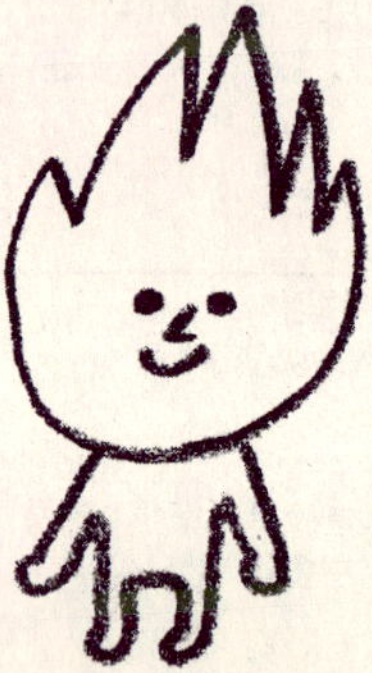

メカニズムを生み出す力です

性　質

熱い、鋭い、軽い、流れる、辛いなど、**「火」から連想できる性質**

人の特徴

活力、情熱、集中力、満足感、鋭い知力、挑戦的な傾向、行動の正確性、規律性、からだが熱い、乾きやすい、全身の臓器や器官のメカニズム

からだ

・太くも細くもない中肉中背
・肌が敏感でやわらかく、そばかすやほくろが多い
・髪は細くやわらかい
・暑さに弱く汗っかき
・快食、快便。便がやわらかい傾向がある
・持久力は中程度
・じんましんや目の充血、消化器系疾患を起こしやすい

性　格

・情熱的で知的
・勇気があるリーダー気質
・高い集中力と、ものを見通す鋭い感性をもつ
・機転がきいて行動や話に無駄がない
・短気でやや怒りっぽく、完璧主義で見栄《みえ》っ張り

行　動

・正確な行動で規律を守る傾向
・熱中しやすく、人とぶつかったり批判的になりがち
・確固たる足取り
・話し上手
・きちんとした食事を欠かさない

乱れやすい時間

・10〜14時と22〜２時

乱れやすい季節

・夏から初秋

乱れやすい年齢

・30〜60歳の壮年期

適している職業

・経営者、政治家、外科医、法律家、経理士

カパ体質の特徴

カパ㊌

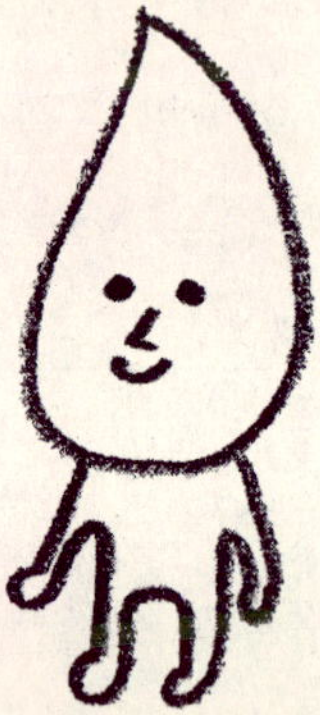

構造を生み出す力です

性　質

重い、やわらかい、冷たい、遅い、湿っている、安定的など、**「水」から連想できる性質**

人の特徴

こころの落ち着き、愛情深い、気分や思考が安定、遅く深い理解力、知識や体験を深く求める傾向、寛容さ、溜める傾向、からだが重い、潤い、冷えやすい、強い体力、持久力、骨格や器官の構造

からだ

・大きな瞳と長く濃いまつ毛をもち、色白
・髪はしっとりつややか
・体力、持久力がある
・体格がよくグラマーで太りやすい
・体臭はほとんどない
・肌質は若干オイリー
・アレルギー性鼻炎や咳、痰などが出やすい

性　格

・こころが落ち着いていて寛大
・慈愛に満ちていて、温厚で献身的
・理解は早くないがとても深い
・情に厚く、波風が立たないことを好む
・頭で考えたことより、からだで感じたことを大切にするが、物事に執着する傾向がある

行　動

・ゆっくりとした動作で、辛抱強く着実に物事をやり遂げる
・ものを溜め込む傾向があり、持続的な活動が得意
・歩くのも話すのもゆっくり
・過眠しがち

乱れやすい時間

・6～10時と18～22時

乱れやすい季節

・春

乱れやすい年齢

・0～30歳の若年期

適している職業

・看護師、管理者、コック、建築家、カウンセラー、肉体労働者、パイロット

基本の
解毒キーワード

アグニ

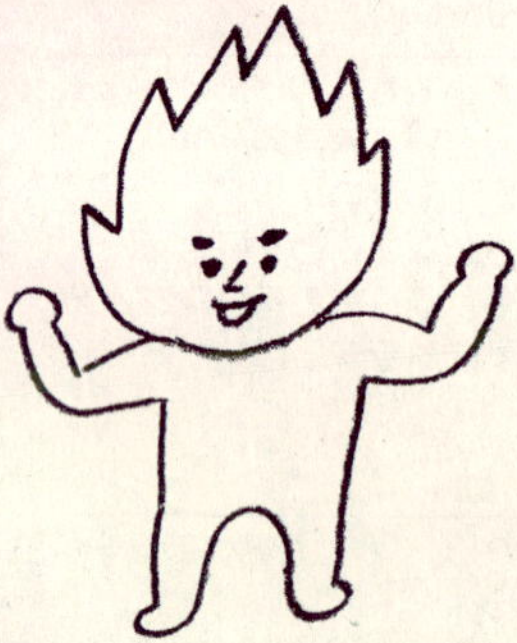

消化力

からだには13種類のアグニがありますが、最も大切なアグニが、胃や十二指腸にあります。白湯を飲むとアグニが活発になります。

オージャス

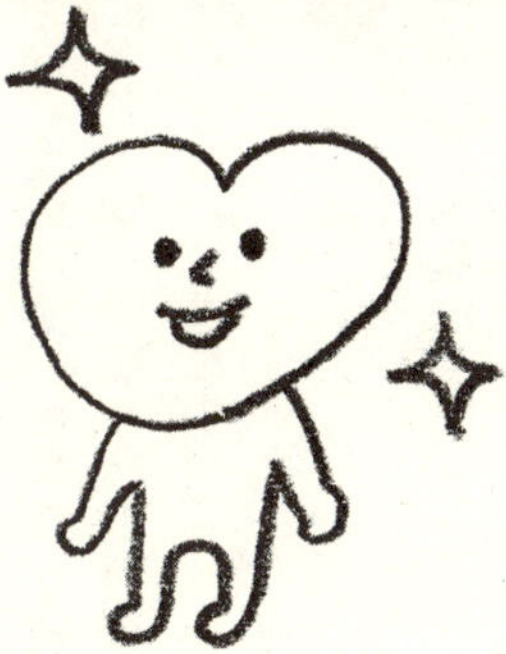

生命エネルギー

食事によってつくられます。健康や肌のツヤ、その人の印象に深く関係します。あなたのオージャスの量は、180ページではかることができます

アーマ

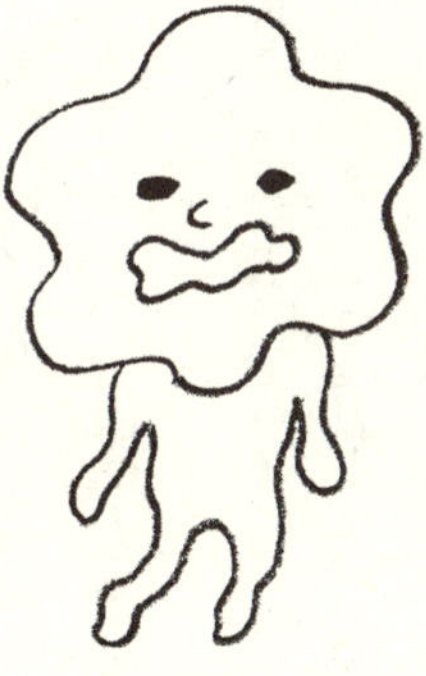

からだに溜まった毒素の一種

食べたものが消化されずに、からだに残った未消化物。毒素の一種で病気の原因になります。あなたのアーマの量は、189ページではかることができます。

3つのドーシャ（ヴァータ・ピッタ・カパ　18〜23ページ）について

★人にはそれぞれドーシャの理想的なバランスがあり、その状態において、最も健康で幸せでいることができます。

★わたしたちのドーシャは食べもの・行動・環境などの影響を受けて、常に変化しています。誤ったライフスタイルを続けると、ドーシャを乱して理想的なバランスから大きく離れた状態になってしまうことがあります。

★ドーシャは、ほとんどの場合、増えすぎることによって悪影響を及ぼし、こころやからだの不調、病気を生み出します。

★反対に、ドーシャの乱れを整えることによって、不調や病気を根本から改善していくことができます。

注意！

「白湯　毒出し健康法」は、あくまでもご家庭で行っていただく健康法であり、医療ではありませんから、もし何か症状や病気がある場合には、きちんと病院で検査や治療を受けてください。また、効果には個人差があることをご了解下さい。

第1章 白湯の解毒力

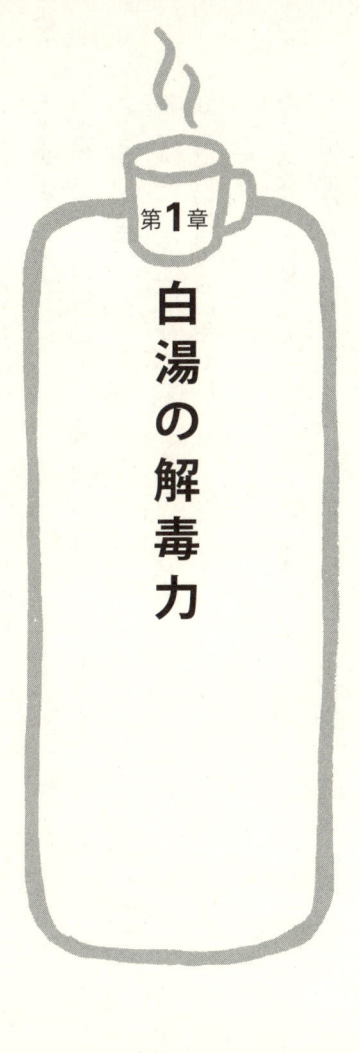

内臓を洗ってくれる白湯

なぜ白湯は、からだの中の毒出し（＝解毒）をしてくれるのでしょうか。

まず単純に、白湯によって腸の中が洗われる、ということがいえます。たとえば、手を洗うときにコーヒーで洗う人っていませんよね。朝、シャワーを浴びるときに、紅茶で浴びる人もいません。

つまり、からだを洗うとき、何か「成分」の入ったものではなく、純粋なお水やお湯を利用します。あたたかなお湯で手やからだを洗うと、とてもきれいになるし、気持ちがよいものです。

からだの中も同じなのです。つまり、**白湯を飲むと、内臓を掃除することができる**というわけなのです。内臓

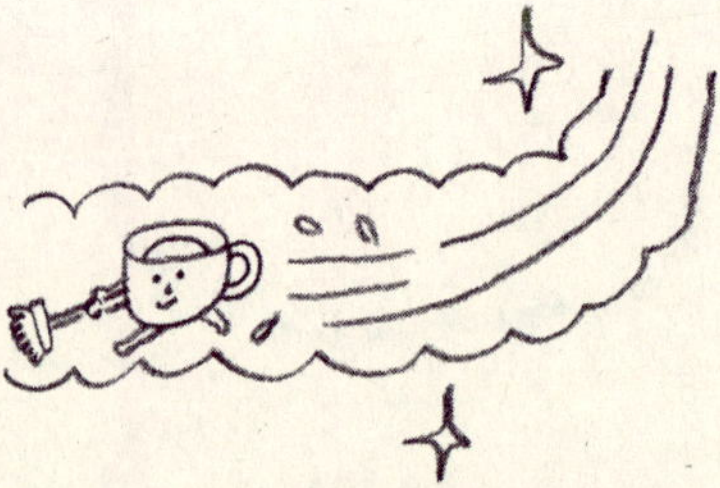

に白湯という液体が流れ込むことによって、汚れを洗い流してくれるのです。

白湯で胃腸の消化力が上がる

もうひとつ、**「白湯のもつ熱の力で、胃や小腸、十二指腸の働きが高まり、毒出しができる」**ということがいえます。この場合の働きが高まるとは**「消化力（＝アグニ）が上がる」**という意味です（24ページ）。

わたしたちが食事をすると、食べたものは食道から胃に入って、十二指腸、小腸と消化されながら進み、栄養素が小腸の壁から吸収されます。このときに、胃や十二指腸、小腸の働きが不充分だと未消化な状態のままで栄養素はからだに吸収されてしまいます。

この**未消化物が、毒素**です。アーユルヴェーダでは、**「アーマ」**と呼んでいます（25ページ）。このアーマが増えたり、体質の乱れと重なると、病気の原因となります。ですから、なるべくアーマをつくりたくないわけです。

毒を体内に溜めないためには

アーマをつくらないために、わたしたちができること。その一番の方法が、**胃や腸の働きを高めること（＝消化力を取り戻すこと）**なのです。この消化力は、からだ全体がもっている熱量に非常に大きく関係しています。

からだというのは、まず当然体温がありますし、あちこちで代謝を行っています。

たとえば肝臓は、胃腸で消化されたものをさらに代謝する働きがあり、また皮膚は角質細胞の代謝によって常に新しい皮膚細胞が形成され、硬い骨でさえ1年で約90パーセントの細胞は代謝されて入れ替わっています。しかし、**一番大切なのは、胃、十二指腸、小腸**です。**これらのもっている熱の力が、からだのすべての代謝の力の基本**なのです。

ですから、胃腸の消化力が充分にある人というのは、からだ全体があたたかくて、食べたものが適切に代謝されています。つまり、血液中を流れている栄養素が代謝、変換されて、効率よく滞《とどこお》りなく、骨、筋肉、さまざまなものがつくられていくわけです。

しかし、もしアグニ（＝消化力）が弱っていると、食べた物がきちんと栄養素にならず、骨や筋肉やエネルギーに変換されずに、過剰な糖やコレステロールとして血中に溜まったり、尿酸として関節に溜まってしまいます。

白湯を飲むと、これらが溜まってしまう根本的な原因である弱いアグニを強め、からだ全体の代謝力を上げて、浄化、解毒していくことができるのです。

たとえば、痛風《つうふう》の人は、足の親指の関節に尿酸が溜まっていて痛いわけですね。でも白湯を飲むことによって、アグニが強くなり、からだ全体の代謝が上がることによって、親指の間接に溜まっている尿酸も代謝されて消えていくということになるのです。少し極端にいいますと、白湯の解毒力とは、そういうことなの

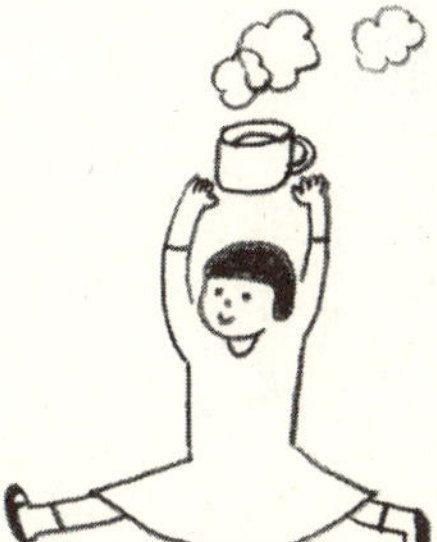

です。

なぜ白湯が魔法の飲みものなのか

さて、ここでもう少し白湯の特性をみていきたいと思います。

「同じ純粋な飲みものということであれば、お水でもいいのでは？」という人もいるでしょうし、「あたたかい飲みものということであれば、お茶でもいいのでは？」という人もいるでしょう。

なぜ、白湯なのでしょうか――。

アーユルヴェーダでは、白湯には特別な意味があるとされています。

アーユルヴェーダではこの自然界やみなさんのからだというのは、３つの要素から成り立っているといわれています。３つの要素とは、以下のとおりです。

◎3つの要素

・ヴァータ（風）
・ピッタ（火）
・カパ（水）

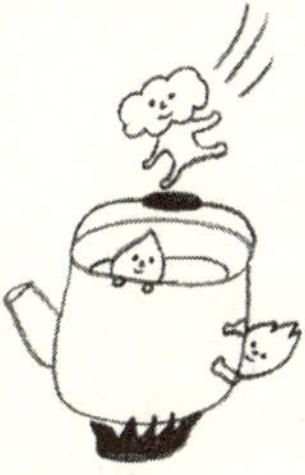

↓詳しくは18～23ページへ

白湯は、この3つの要素を完璧に満たした飲みものです。

水はカパが優勢です。カパとは、冷たくて重い質をもっているエネルギーで、水はまさにカパの状態のものなのですが、それを火にかけることで、ピッタ（＝火）の質が加わります。水に火の質が加わるというわけです。さらに、アーユルヴェーダですすめる白湯は、よく沸騰させてつくります。よく沸《わ》かすことによってヴァータ（＝風）エネルギーが入り込み、火で沸かされた水が軽くなっていくのですが、約10分間沸騰させることにより、水の質・火の質・風の質、

3つの質のバランスがちょうどよく整った飲みものができるというわけなのです。

たとえば、ただの水だと火の質や風の質が足りません。また、お茶だと余計な成分が入ってしまいます。白湯は、この3つの質が完全に入り込んだ、完全に純粋な飲みもの。**自然界を構成する3つのエネルギーが完全に整った完璧な飲みもの、**といえるのです。

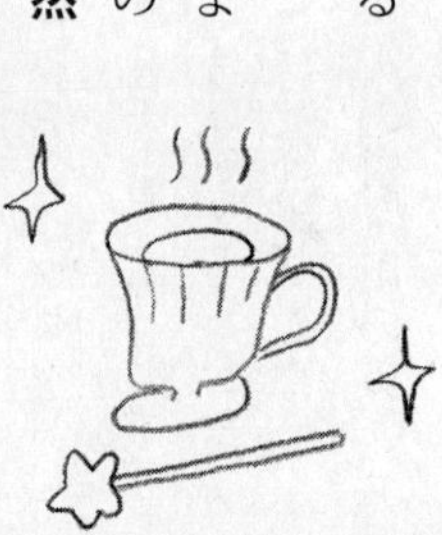

生命とは全体である

生命《いのち》というのは、人の全体を意味するものです。たとえば、あなたの頭だけをさして、あなたです、ということにはなりませんよね。心臓だけを取り出して、これはあなた、とはいいません。肺だけ、手だけ、足だけとっても、それがあなた、ということにはならないのです。すべて含めて、あなた、なのです。

生命とは、いくつものパーツが集まった全体をさすわけです。ただし、パーツがひとつに集まって、ただのパーツ以上のものになっています。そこには調和があったり、秩序があったりするわけです。つまり、パーツたちが調和と秩序に基づいて、そこに全体をつくっている――それが生命というわけなのです。

この「全体」という概念がとても大事なのです。

アーユルヴェーダでは、生命を全体としてみて、**「その人が（適切な）その全体を取り戻すことが一番大切である」**と考えるのです。なぜなら、生命が全体として生きているときが、その生命が一番強い状態だからです。

全体の調和がとれているとき

たとえば、会社のある部署に5人のチームがあったとします。5人いて、非常にお互いが協力的で、調和的で、ルールに従ってきちっと働いているときは、とても効率的に何かをつくり出すことができるものです。一人ひとりの役割はみんな違うと思います。リーダー役の人、補佐をする人、営業をする人、全体のムードをまとめる人、実務に携わる人などなど。全員やることは違うけれど、それぞれが協力的に、調和的に動けば、とても速く適切な仕事ができますよね。そうして、よい結果が生まれていく。

でも、5人のうちの誰かと誰かの仲が悪かったり、言っていることがずれていたりすると、仕事が完成しませんよね。からだもそれと同じことが言えるのです。

白湯が全体を取り戻してくれる

生命は常に全体なのです。肺があって、心臓があって、目があって、皮膚があって、60兆の細胞が全部ひとつに集まった全体なのです。

白湯を飲むことの一番の目的は、この、からだの全体性を取り戻すということとです。

白湯は、風（ヴァータ）、火（ピッタ）、水（カパ）、すべてのバランスが完全に整っています。その完璧な飲みものを体内に取り込むことで、3つの調和を内側で活性化させることができるのです。

もともとわたしたちは、この3つのバランスを保っています。でも、日常生活を送る中で自ら崩してしまっているのです。3つの質が完全に整った完璧な飲みものにからだがなじんでいくことで、わたしたち一人ひとりが、自分が本来もっている全体性を思い出し、取り戻していきます。

内臓をきれいに洗ったり、消化力が上がったりすることももちろん大切なのですが、**白湯を飲むことの一番の目的は、この自分のからだの全体性を取り戻すという点**なのです。

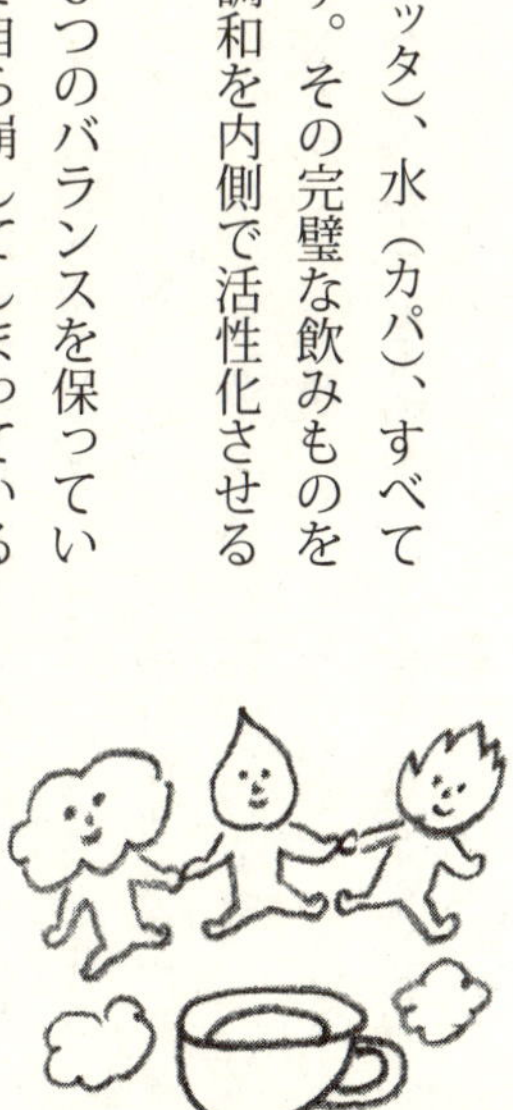

全体性を取り戻すと幸せになれる

いつも冷たいものを飲んでいる人は、カパ（水）のエネルギーが増えてしまっているかもしれません。あるいはイライラしてばかりの人は、不用意にからだを熱くして、ピッタ（火）のエネルギーが乱れてしまっているかもしれません。そうすると、全体のバランスが崩れてしまって、「全体的」ではなくなっているわけです。

会社のチームの中で、誰かが暴走していたらうまくいきませんよね。からだも同じです。みんながちゃんと自分の役割を果たしつつ、それがちょうどよくちゃんとまとまってこそよい結果を生むのです。その状態を取り戻すために、3つのバランスが完全に整った白湯という完全な飲みものを飲むわけです。

この原理がわかっていなくても大丈夫です。わかっていてもわかっていなくても、白湯を飲むことによって、全体性がその人の中で取り戻されていくと、その恩恵が自分にたくさん起こってきます。誰でもそれを実感するようになるのです。

たとえば、**全体性を取り戻すと、人は幸福感を感じはじめます。こころやからだがリラックスしたり、人と人とのコミュニケーションがうまくいったりする**ことを感じはじめる人もいるでしょう。その人に合った変化が実際に起こりはじめます。その人自身の全体性が取り戻されることは、人が幸福になっていくということとイコールなのです。

人は、本来がんばらなくていい存在

よく人は一生懸命努力をして、がんばって、達成をして……というふうに活動したり仕事をしたりしています。というより、わたしたちは起きている間はたいていがんばっているわけなのですが、**本来の自分に戻ったときというのは、もうがんばる必要がなくなる**んです。過剰にがんばらなくても、自分の内側が穏やかで幸せで、そして何をやっても結果的にうまくいくようになります。裏を返せば、**がんばってしまうのは、バランスが悪いから**と、言えるのです。

先ほどの会社のチームの例でいえば、みんなが仲良くやっていればスムーズに簡単に仕事が進みますよね。そこで、メンバーの仲が悪かったり、誰かが暴走していると、うまくいかなくなって無理が生じ、結果として、がんばらなくてはいけなくなります。でも、本来は、がんばらないでいいようになっているのです。

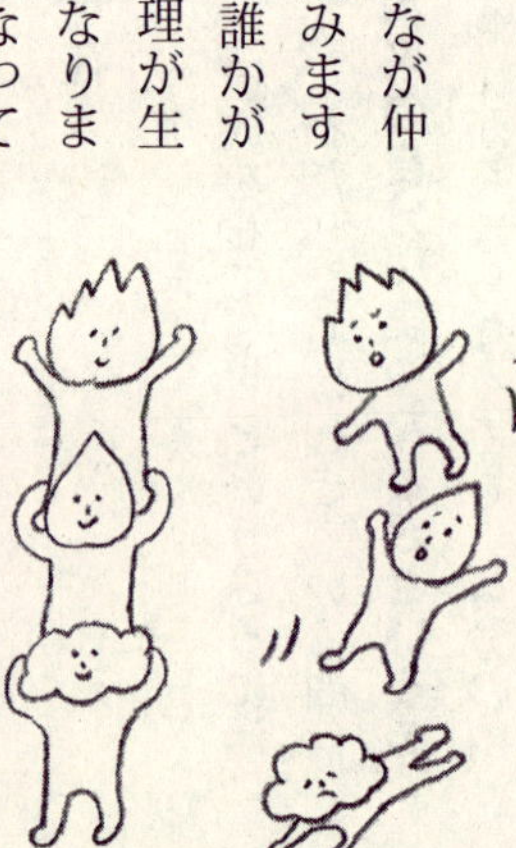

なぜ人は病気になるのか

もともとわたしたちの中には、「**自然知性**」というものがあります。人間というのは、小さな受精卵がおかあさんのからだの中で誕生し、それが細胞分裂をくり返して、60兆の細胞となりからだをかたちづくっていくわけですが、何がそれを指示しているのでしょうか。

勝手に受精卵が細胞分裂して脳になったり、心臓になったり、腕になったりしているようですが、実際には何かが働かなければ、そうはならないわけです。そういうふうに動かしているもの。それを、アーユルヴェーダでは自然知性、と呼んでいます。自然知性があるからこそ、わたしたちはこのように全体として形成し存在し続けていると考えます。

たとえば、指を切ると血が出ます。しばらくすると血は止まって、1週間もすると、傷が消えてしまいます。そこでは、何千何万というプロセスが機能しています。赤血球や白血球がやってきたり、血小板がやってきたり、新しく血管が伸びてきたり、いろいろなことがそこで起こっているのです。それら一つひとつのプロセスを科学的に解明することはできますが、それと同じ状態を試験管の中でつくることは不可能なのです。絶対に人工的にはつくりだせません。そうしたものをもたらす力を自然知性と呼んでいるのです。

切った傷は完全に治ります。それは、完全な力が初めからあるからです。ただ、**ヴァータ（風）、ピッタ（火）、カパ（水）、3つのバランスが崩れてくると、この自然知性がうまく機能しなくなります。**そうすると病気になったり、あるいは不幸になったりするわけです。

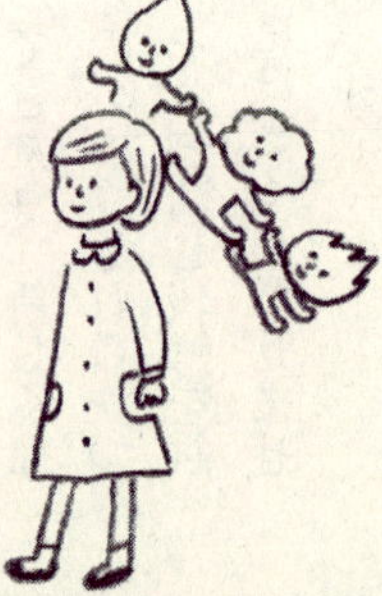

自然知性は誰の中にも息づいている

アーユルヴェーダでは、「自然知性は初めからある」といっています。完全な自然知性は、誰にでもあるのです。手に入れる努力をする必要もなく、「初めからあるから、あなたはここにいるのですよ」ということです。だから、何かになろうと努力したり、がんばったりする必要はないのです。ただ、その自然知性にわたしたちが従えばよいのです。

その自然知性は宇宙、地球、どこにでもあって、わたしたちのからだの中にある自然知性と同じものだといわれています。その自然知性に自分が歩み寄れば、その働きがここにあらわれて、わたしたちはちゃんと幸福になれるといっています。少し哲学的ですが、白湯を飲むというのは、こうした自然知性に歩み寄る作業でもあると言えます。この自然知性というのは、3つのバランスがちゃんと整っているときに正しく機能するからです。

世界最古の医学、アーユルヴェーダ

このような知恵をもつアーユルヴェーダは、数千年ものとても古い歴史をもっていて、人の歴史と同じくらい古いといわれています。

アーユルヴェーダの**アーユルは、「アーユス＝生命」**という意味。**ヴェーダとは、「知識あるいは科学」**という意味。つまりアーユルヴェーダは、「生命の科学」という意味があります。インドで発祥し、しっかりと体系だてられた「科学」で、中医学にも影響を与えましたし、かたちを変えて仏教医学としても広がりました。また、ヨーロッパでは、ギリシャ医学にも影響を与えるなど、世界中の医学の源流になっている医学です。誰かがつくったというものではなくて、宇宙の誕生のときから存在していたといわれています。だから最も古くて最も新しい知恵があるのです。

白湯を飲むというのは、このアーユルヴェーダの最も大切な知恵のひとつです。白湯は自然知性に歩み寄り、自分自身の全体を取り戻すきっかけになる飲みもの――簡単につくることができて、手軽にはじめられますが、大変意義深い魔法の飲みものなのです。

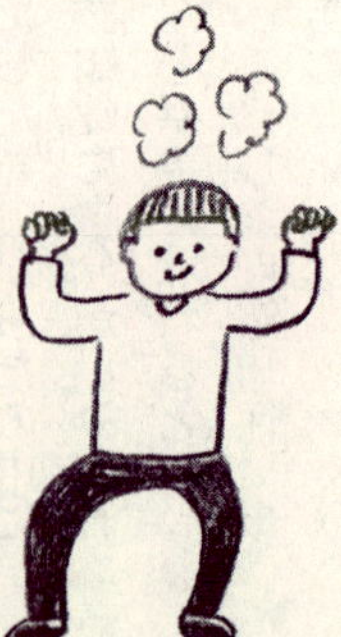

第2章

さあ、白湯を飲もう！

魔法の白湯の正しいつくり方

さあ、ではさっそく白湯のつくり方をご紹介したいと思います。

この本をお読みになって、「白湯 毒出し健康法」を実践する方は、ぜひ、「完全な白湯」を飲んでください。

「完全な白湯」とは、ヴァータ（風）、ピッタ（火）、カパ（水）（＝3つのドーシャのバランス）が完全に整ったもののことです。

完全なバランスをもつものに日々触れることで、あなたのドーシャ（体質）も整っていきます。

布が美しい色に毎日染まっていくように、最高のものにからだをなじませ、少しずつ、刻み込んでいくようなイメージです。

完全な白湯をつくるのは簡単。ただし、ちょっとしたコツがあります。

この白湯をつくる際、火を沸かし続けることにより、水の大事な成分が壊れ

「完全な白湯」のつくり方

用意するもの

・きれいな水
・やかん

さあ、つくろう

1. やかんに水を入れ、強火にかけます。**換気扇も回す**ようにします。
2. 沸騰したらふたをとり、湯気が上がるようにします。**大きな泡がブクブク立っているくらいの火加減**にします。
3. そのまま**10〜15分間**、沸かし続けます。
4. 沸いた白湯を飲める程度に冷まして、すするようにして飲みます。残りは保温ポットに入れておくのがおすすめです。

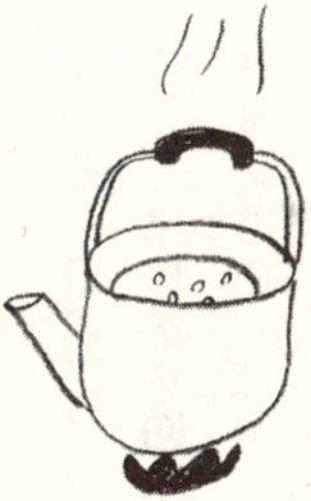

てしまうのでは?と思われる方もいるかもしれません。

しかし、アーユルヴェーダでは、**沸騰させることによって、白湯にピッタ（火）の質を込めていく**という意味があります。さらにそこへ、**換気扇を回すことで、ヴァータ（風）の質を白湯に入れていきます。**こうすることにより、水（カパ）にヴァータ（風）、ピッタ（火）の質が加わり、完全なるバランスの飲みものができあがるというわけなのです。

どのように飲むとよいのか

飲み方にもルールがあります。これも最大限に効果を上げるためです。とはいっても、それほど難しいものではありませんので、気楽にトライしてみてください。

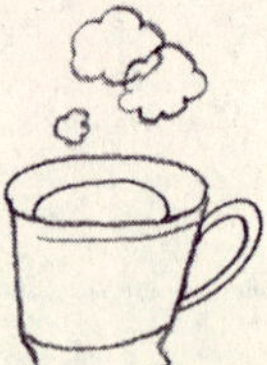

白湯の飲み方

★すするように、ゆっくり飲む

「飲む」というよりは、「すする」というようなイメージで飲みましょう。

一度にガブガブと飲むのではなく、少しずつすするように飲みます。一度に大量の水分をとると、からだに負担をかけることになります。特に、食事の直前直後に白湯をガブガブと飲むのは避けましょう。

★朝起きて一番に飲む

１５０cc程度（コップ１杯）を5〜10分かけて、ゆっくり飲みます。

胃腸をあたためて、全体の代謝を上げていきます。また、白湯が老廃物を押し流し、腸の中をきれいにします。排泄《はいせつ》を促す効果もあります。

★食事中に飲む

朝昼夕とも食事をしながら、1日3回150cc程度を少しずつ飲みます。ひと口食べてはひと口すすり……をくり返します。消化を助ける効果があります。

★からだが重い人は、食間にも飲む

食事と食事との間に、20～30分おきにひと口ふた口と少しずつすすります。胃や腸をあたためて、消化力を上げる働きがあります。体調がよくなってきたら、朝の1杯と食事中に少しずつ飲むだけで充分です。

★量は1日700～800㎖に

1カ月以上にわたって定期的に白湯を飲む場合、1日の量はコップ5～6杯（700～800㎖）に。それ以上飲むと逆に体内に必要な成分まで流れ出てしまうことになり、健康を損なうおそれがありますので、気をつけてください。

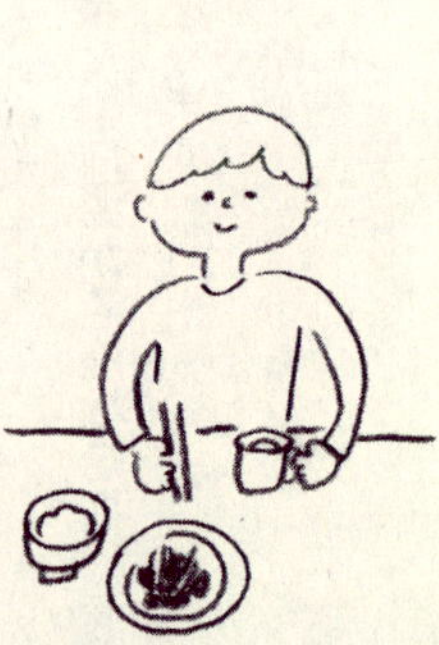

飲みすぎは危険!!

白湯を1週間くらい飲み続けると、ほとんどの人がなんらかのよい変化を感じると思います。からだが軽くなってきた、肌がきれいになってきた、便秘が改善された……などなど。

心身が快適だとうれしくなって、「もっと白湯を飲めば、もっと効果が上がるかも!?」と期待するかもしれませんね。でも、気をつけてください。

白湯の飲みすぎはNGです。

先ほども書いたように、白湯の適量は1日700〜800㎖。**これを大きく超えて飲むと、今度は腸内の栄養が流されてしまい、体内に吸収されなくなります。**栄養不足に陥って消耗し、かえって体調を崩してしまいます。なにごともバランスが大切です。

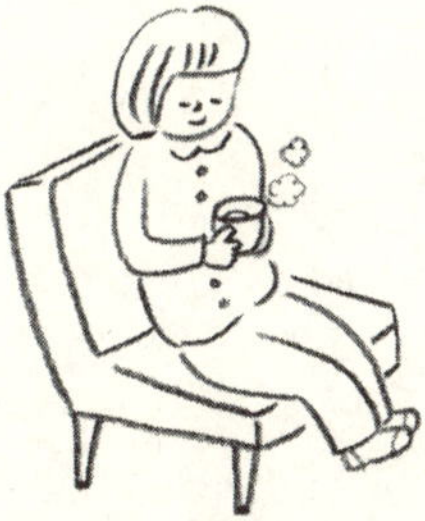

体質別の最もよい温度

さらに効果を上げたい方は、プラクリティチェック表（156ページ参照）で自分のドーシャ（体質）を知り、自分の体質に合った温度にして飲むようにしてみてください。

ヴァータ体質とカパ体質の人は、心地よいあたたかさの50〜60度が最適。からだの冷えを感じるときは、70〜80度くらいでもよいでしょう。ヴァータ体質とカパ体質の人は基本的に冷えがちですので、熱めの白湯でじんわりとからだをあたためましょう。

ピッタ体質の人は、体温よりやや高い40度くらいがよいでしょう。この体質の人は基本的にからだが熱いため、熱い白湯を飲むと体内の火が燃えすぎてしまいます。その結果、イライラすることがあるので注意しましょう。イライラしたり、夏や秋などのピッタの質が乱れやすい季節は、室温くらいに冷まして飲んだほうがよいかもしれません。

ただし、いずれも神経質になる必要はありません。この温度でなければなどといって白湯を飲むことが面倒になるよりは、温度など気にせず、とにかく白湯を飲み続けることが大切です。

沸騰させたものを二度沸騰させないわけ

「白湯 毒出し健康法」をはじめた方に、「白湯が完全に冷めてしまったら、もう一回沸騰させて飲んでよいのですか？」と質問されることがありますが、再沸騰は避けてください。**残った白湯を再び沸騰させると、完全に整っていたドーシャのバランスを乱してしまいます。**新鮮な水を使ってもう一度初めからつくってください。

ちなみに、**ポットに入れて保温しておいた白湯を飲むのはＯＫ**です。一度完成させた白湯をその状態のままで飲むことになるからです。

どんな水を使うか

白湯をつくるときは、きれいな水を使います。浄水器を通した水が望ましいのですが、きれいであれば水道水でもかまいません。ミネラルウオーターを使う場合は、**日本でとれた水がよい**と思います。アーユルヴェーダでは、自分が住んでいる土地のものがからだに最も適している、とされるからです。

ちなみに、アーユルヴェーダで一番よいといわれるのは自分の家の井戸水ですが、飲める水の出る井戸がある家は今はなかなかないですよね。というわけで、せめて国内の水を飲むなど、なるべく近くの水を飲むことをおすすめします。

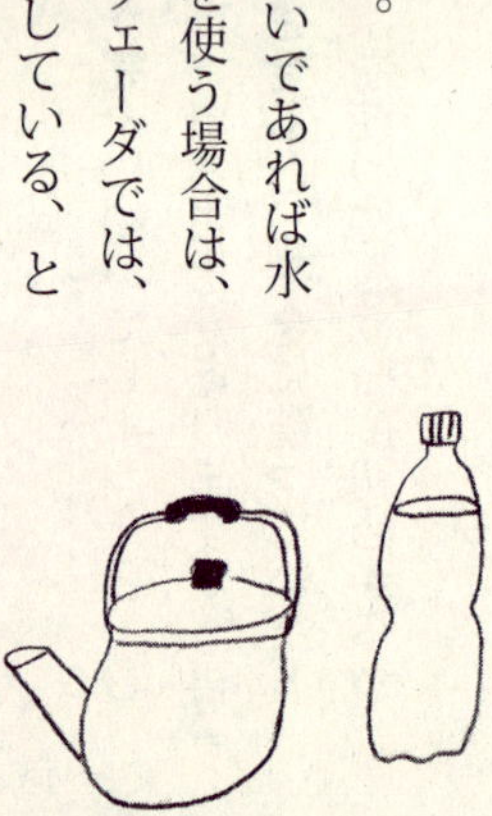

また、「くみたての水とひと晩おいた水のどちらがよいですか?」という質問

をよく受けます。水道水をひと晩おくと、カルキなどが抜けるといわれているからでしょう。私は、きれいな水であればどちらでもよいと思います。

ちなみに私のクリニックでは炭を入れてひと晩おいてから沸かしています。炭が不浄物を吸収するといわれているからです。

おいしいと感じる人　まずいと感じる人

白湯を飲みはじめたとき、まずいと感じる人は多いでしょう。

からだのいろいろな管（スロータス）にアーマ（未消化物・毒素）が詰まった状態で白湯を飲むと、どこか圧迫されるような重苦しい感じがするものです。その不快感が「まずい」と思わせるのです。

逆にいえば、白湯を最初からおいしく感じる人は、比較的アーマが少なくてドーシャのバランスがとれています。ただ、そういう人でも体調が悪くなれば、おいしく感じなくなるでしょう。

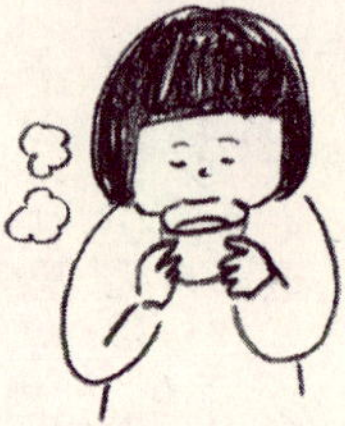

私の経験からいえば、初めから完全にドーシャのバランスが整っている人はまずいません。たいていの人は、多かれ少なかれバランスを乱しているものです。白湯の飲みはじめは、**「白湯で乱れを修正していくのだ」**と思いながら飲むとよいですね。白湯飲みが習慣になるまで、そう意識して飲み続けることが大切です。

とにかく、たとえまずいと感じても、ちょっとだけ我慢して1週間飲み続けてください。**アーマが溶けだして管がきれいになっていけば、必ず白湯を甘く感じるようになります。**からだも徐々に軽くなるでしょう。白湯を飲んでおいしく感じることができれば、からだが健康になってきた証拠です。

お茶はよくない？

からだをあたため、腸の中をきれいにするのだったら、あたたかいお茶でもよいのでは？と思われる方も多いかもしれませんね。

あたたかい飲みものはたくさんあるのに、なぜあえて白湯をおすすめするのかというと、白湯には日本茶、コーヒー、紅茶などとは異なる、大きな特徴があるからです。

それは、**純粋だということ**です。

先ほどもお話ししましたように、白湯は水という冷たく重い質（カパ）に火という熱の質（ピッタ）を加え、充分沸騰させることで軽い風の質（ヴァータ）も加えてつくります。こうして正しくつくられた白湯は、水の質と火の質と風の質の3つがバランスよく整った完全な飲みものになります。

その上、カフェインなどの成分を一切含まず、とても純粋です。

完全にバランスがとれた、純粋な飲みものは、飲んだ人の心身をも調和し、浄化するのです。

白湯と同じ手順でつくったとしても、お茶は白湯ほど純粋ではありません。この点で、お茶は白湯に比べて少々パワーが落ちるのです。完全で特別な飲みものゆえに、白湯をおすすめするわけです。

ただし、白湯以外に飲んではいけないといっているわけではありません。お茶には香りや風味でリラックスできるなど、よい効果もありますから、もちろんお茶などもぜひ楽しんでください。

お酒とともに白湯を飲む利点

お酒にもリラックス効果があると思っている人が多いようです。

ここで、ちょっとお酒についてお話ししましょう。

実は、アルコールには強い破壊の性質があります。何を破壊するのかというと、**オージャス**（25ページ）です。オージャスとは心身を生き生きとさせる生命エネルギーのことで、それを破壊するものの代表がアルコールなのです。

「お酒を飲むと気分がよくなって、ストレス解消。リラックスする。生き生きするよ」という人もいるでしょう。でも、それは錯覚なのです。アルコールは気分を高揚させますから、こころの中にある不安や心配、苦しみを紛らわしてくれるかもしれません。しかし、**あくまで一時的なものにすぎず、根本からストレスを消してくれるわけではありません。**

ストレスが消えていない証拠に、またすぐに飲みたくなる。

いっときの楽を味わいたいためにお酒を飲み続けると、どんどんオージャスが壊れて心身は確実に弱り、もっと不幸になります。弱った状態で飲むと、さらにからだは弱るという悪循環に陥るでしょう。飲み続けると心身を調和する白湯とは、正反対の飲みものといえます。

余談ですが、お酒を飲んでもふつうに生活できているよ、という人もいます。でも、お酒を飲まず、白湯を飲んでいれば、もっと生き生きと輝いて過ごせるかもしれません。人間の生命は本来とても強い力をもっていて、わたしたちが考えている以上に非常に高いレベルまで心身の状態を高められるのです。人間がもつ生命の可能性を限りなく引き出していきたいならば、お酒は飲まないほ

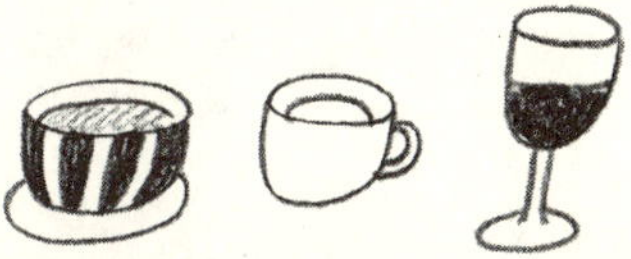

うがよいでしょう。可能性があるのに、それを知らないまま生きるのはとてももったいないことだと思います。

ただ、そうはいっても、やっぱりお酒を飲みたいという人もいるでしょう。どうしても、というときにおすすめするのは、**白湯を飲みながらお酒を飲むという方法**です。

お酒の横に白湯を用意しておいて、お酒を飲む合間に、ひと口ふた口すすります。すると白湯の浄化力、あるいは全体性を取り戻す力がお酒による弊害をカバーしてくれるのです。

翌日、二日酔いがなかったり、からだが楽だったという声もよく聞きます。

ただし、お酒の白湯割りでは効果はありませんので、ご注意を。

第3章

からだもこころも元気に！

美しく若返る秘密

日本人は冷たいものを飲みすぎている

日本のカフェやレストランでは、なんの疑いもなく、注文前に氷入りの水を出すのが習慣になっています。またみなさん、クーラーのきいた夏でも真冬でもかまわずに、氷をどっさり入れたアイスコーヒーやアイスティーを好んで飲んでいます。日本ではこうした冷たい飲みものが定番メニューになっていて、真冬でもキンキンに冷やしたビールを注文する人がいます。

いつごろから、日本人は冷たいものを頻繁に飲むようになったのでしょう。アイスティーを飲みはじめたのはアメリカ人だという話を聞いたことがあります。戦後にその習慣が日本に入ってきて、今のような状況をつくったのかもしれません。

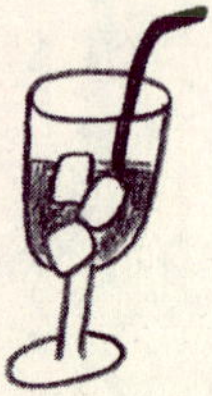

しかし、今では日本人はアメリカ人以上に、いや世界的に見てもトップクラスに入るほど、冷たいものをよく飲んでいるように思います。たとえば、ドイ

ツ人はよくビールを飲みますが、日本人のようにキンキンに冷やしたりはしません。たいていは常温で生ぬるいまま飲んでいます。逆に、日本人が生ぬるいままビールを飲むなんてこと、まずありませんよね。

冷えはからだの毒を増やす

冷たいものを飲み続けると、どうなると思いますか？

そう、からだが冷えてしまうのです。この冷えが、美容にも健康にも、驚くほど弊害を及ぼしているのです。

診療をしている感覚から言うと、**大半の女性が冷えていると感じています。**ドーシャ（ヴァータ、ピッタ、カパ）のバランスをみたときに、ピッタ（火）が一番強い（＝からだが熱い）タイプの女性は100人のうち1〜2人くらいだと思います。**そのほかの98〜99人は、みんなピッタが落ちている（＝冷えている）人です。**

冷えるとむくんだり、太りやすくなります。代謝と消化力が落ち、未消化物（アーマ＝毒）がからだ中に溜まるからです。

もちろん、その結果、体調も悪くなります。冷え性は冷えの弊害の典型例です。女性は特に下腹部が冷えやすく、それにより婦人科系器官の不調を引き起こします。月経の周期が乱れたり、生理痛が重くなる人がとても多いのです。冷えることで関節が痛くなる女性も多く、ひどくなるとリウマチになる場合もあります。もちろん、からだが冷えていると代謝が落ちてやせづらくなりますから、冷えはダイエットの大敵です。

ちなみに、**外国人、特に欧米人はもともともっている体質として、からだの中の火の質が日本人よりも強いのです。**

日本に来ている欧米人が冬でも半袖姿で歩いているのを見かけませんか？彼らは日本人ほど寒さを感じていないのです。からだの中に強い火が燃えているからです。はだしでパンプスを履いても、冷えをさほど感じません。こうした熱いからだをもつ彼らが一般的にコーラやアイスクリームが好物というのもわかる気がします。

しかし、からだの質が違う日本人が彼らと同じような生活習慣、食習慣を続けていたら、どうなるでしょうか。当然のことながら、冷えきってしまいます。

特に**女性は男性と比べて基本的に火の質が弱い**ので、女性がからだを冷やすようなことばかりしていると、より深刻なダメージを受けやすいのです。

日本人女性は、冷えに注意が必要なのです。

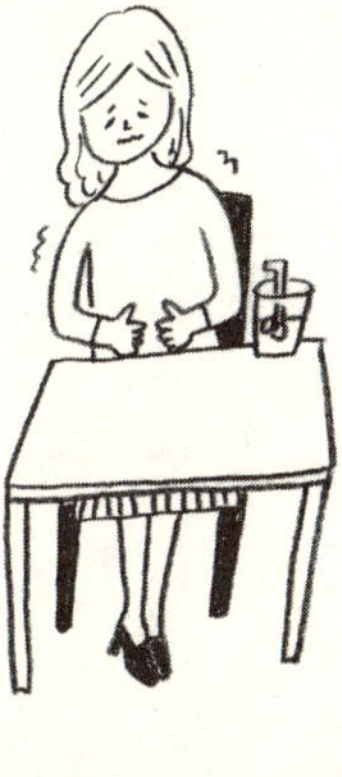

ストレスがあると冷たいものがほしくなる

そもそも、どうして日本人は冷たいものを好んで飲むのでしょうか。

からだが欲しているから？　いえいえ、冷たいものは日本人の体質に決して合っていないのですから、ものすごく暑いときを除いて、からだが自然に冷たいものをほしがるはずはありません。

では、理由は何でしょうか？　わたしは、**ストレスが原因**だと思っています。さまざまなストレスが加わることで、心身のバランスは悪くなります。バランスが悪くなれば、人は本来の自分を見失います。自分を見失っている状態でわき起こる欲求は、ほとんどが本来の自分にとって正しい欲求ではありません。つまり、**バランスが乱れてくると、もっと自分のバランスを乱してしまうものを好むようになる**ということです。

たとえば、**ビール**。

初めて飲んだときや飲み慣れていないころ（＝まだバランスが大きく乱れていないころ）は、ちゃんと「苦いだけでおいしくない」と感じるはず。ですが、なんとなく飲み続けているうちに、酔いや一瞬の爽快感がストレスを解消するように錯覚して、ビールをおいしく感じるようになってしまいます。**飲み続けるとバランスをどんどん乱していくから、もっと飲みたくなります**。日々の生活でストレスを感じるとさらに心身のバランスが崩れ、ますます飲む量が増え、しまいにはガブガブと飲むようになります。体調が悪くなっても、もうやめられない……という仕組みです。

日本人に合っている白湯

真冬でも冷たいものを飲む習慣も、これと同じ仕組みで根づいてしまったのだと思うのです。アメリカの習慣を真似《まね》することからはじまり、続けていくうちに冷えで心身のバランスが崩れ、やめられなくなったのでは……？

この悪循環を断つ方法があります。

それが、白湯です。

白湯を飲み続けることでからだは徐々にあたたまり、本来のバランスを少しずつ取り戻していきます。

全体的なバランスが整ってくると、人は自然にもっとバランスを整えるものを欲し、それを得たときに心地よく感じるものです。

この心地よさを充分体験すると、**今度はバランスの悪いもの、たとえば冷たいものを飲んだときに違和感をおぼえるようになります。**冷たいものが胃の中に入っていくときの不快感がはっきりわかるようになり、飲みたくなくなります。自分から自然に欲さなくなるのです。

そして、どんどん健康になり、太りすぎていた人はやせて、本来の自分の姿に戻っていくというわけです。こころも安定し、幸福感に満たされるでしょう。そうなると、もうバランスを乱すようなものを欲しなくなるのです。

先ほども触れましたが、日本人は外国人と比べて火の質が弱い体質です。火が強い外国人が白湯を飲むと、からだが熱くなりすぎてつらいかもしれませんが、火の弱い（＝冷えやすい）日本人はそうは感じないでしょう。無理がなければ、長く続けることができます。

白湯を飲むことは、日本人にとても合った健康法だといえます。

こころの不調を解決する理由

からだの冷えは、こころにも影響します。

仕事にも家事にも、なんだかやる気が出ない。何かをしたいという欲求が全然わいてこない。むなしい。……あなたがこんな思いを感じるときは、**冷えきってからだの熱が落ちている**のです。

冷えが悪影響を及ぼすのは、からだだけではありません。実は、こころも大きな影響を受けるのです。簡単にいえば、右記のようなときは軽いうつ状態。こころが動かなくなってしまっているのですね。

では、なぜ、冷えるとこころが動かなくなってしまうのでしょうか。

アーユルヴェーダの視点からご説明しましょう。

心臓はからだの中でも特に大切な臓器です。

血液を循環させるという重要な役目を担っているからですが、**実は、心臓は**

「ハート」ともいわれるように、こころの働きにも直結しているのです。この点で、ほかの臓器と比べて、よりパワフルで大切なパーツといえます。

からだ中が冷えていると、この心臓の熱も当然落ちます。心臓の熱が落ちていると、たとえば誰かから否定的なことを言われたり、いやなものを見たりしたとき、こころの中にわき起こるマイナスの感情を自分の中で処理できなくなります。

燃やすとは、いい換えれば代謝して消化すること。食べものを体内の火で燃やして、栄養と不要物に変換して処理するのと同じことです。もしからだの火が弱っていたら、食べものはうまく消化されず、未消化物（＝アーマ）として、いつまでも体内に留まり続けます。

こころがマイナスの感情を燃やせないときも同じことが起こります。うまく消化されず、アーマとしてこころの中に留まるのです。

アーユルヴェーダでは、こうした精神的なアーマを**「メンタルアーマ」**といいます。ちなみに、物理的なアーマのことは**「フィジカルアーマ」**といっています。

メンタルアーマがこころに留まり続けると、どうなるでしょうか。

たとえば、あなたの仕事について陰で言われた悪口がまわりまわって耳に入ったと想像してみてください。

あなたのからだがとても冷えていると、この出来事はずーっとこころの中から消えません。メンタルアーマが燃えずに溜まっている状態です。仕事をしていても、いつもその悪口が頭の中でくり返され、チクチクとこころが痛みます。相手に怒りを感じたり、「私ってだめなんだ」と落ち込んだりするでしょう。

そんなつらい日々が続くと、あなたはどうなるでしょうか。こころが疲れてしまい、やがては無気力なうつ状態になってしまいます。

メンタルアーマがこころの中に留まり続けた結果、こころは動けなくなってしまうのです。

マイナスの情報をこころで燃やす

逆に、心臓に充分な火の力があるときはどうなるでしょうか。

外からマイナスの情報が入ってきても、こだわりません。別に平気。一瞬はいやな気分がするかもしれませんが、それもすぐに消えてしまいます。

心臓（＝こころ）がそのマイナスの感情を素早く燃やしてくれるからです。自分の中でうまく消化できるので、こころが平静な状態を保てるというわけです。

また、心臓の火は何かを得ようとする願望の力に関係していますから、**心臓の火が強まると「あれをしたい」というような意欲が出てきて、行動力が高まってくるでしょう。**こころが生き生きと動きだすのですね。これは、精神的に

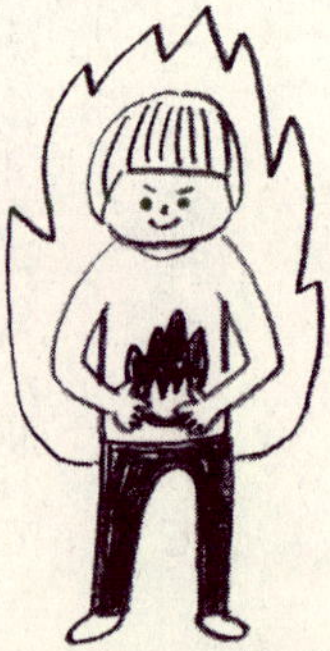

とても楽で幸せな状態です。

この、こころが冷えない毎日を送るための源、それが白湯なのです。

白湯を飲み続けるとからだがあたたまり、臓器が熱をもって正しく働くようになります。すると代謝が活発になり、アーマが燃えはじめ、外に排出されるようになります。フィジカルアーマはもちろん、メンタルアーマも同様です。アーマが少なくなっていくと、マイナスの感情を燃やす力が高まり、ますますアーマが溜まりにくくなります。

こころとからだ、両方のアーマを解毒する方法、しかも気軽にできる方法が白湯を飲むことなのです。白湯は、からだの不調だけでなく、こころの不調も解決していくのです。

自分が何をしたいのかがわかるようになる

心臓の熱が落ちると、ほぼ同時に、からだのある部分の熱も落ちています。

心臓が冷えているときはからだ全体が冷えているものですが、なかでも心臓と直接関係していて、心臓の火が弱るからそこの火も弱る、もしくはそこの火が弱るから心臓の火も弱るという部分があります。

さて、どこでしょう？　けっこう意外なところです。

答えは、目です。

目の熱が落ちると、心臓のときと同じくらい、こころが深刻な状態に陥ります。**自分が何をしたいのか、わからなくなってしまうのです。**

もう少し詳しくお話ししましょう。

からだは熱（＝火の力）で動いています。神経系統も例外ではなく、火が適度に燃えているときに活発に働きます。

しかし、**冷えてからだの熱が弱くなると、神経系統の働きはとたんに鈍くなります。**神経系統の働きが鈍ると、目（網膜）がとらえた映像を情報に変換して脳に送り、脳がその情報を理解するという作業がうまくできなくなります。

これらは神経系統の火の力で行っているからです。

このような状態のとき、**書類などに書かれてあることの意味がすぐに理解できなくなります**。見えてはいるのですが、脳がそれを理解しないのです。または理解に時間がかかります。もしくは一度見て、その後、何が書いてあったのかをすぐに思い出せません。

これは、視力の問題ではありません。視力が落ちて、物理的にものが見えにくくなっているわけではないのです。

白湯を飲みはじめると人生が変わるわけ

たとえば、りんごを見たことのある人は、誰でもこころの中で「りんご」をイメージできます。こころの中の映像である「りんご」は、脳が過去の記憶の情報をもとにつくったものなのです。目の力が弱ると、この作業ができにくくなるのです。

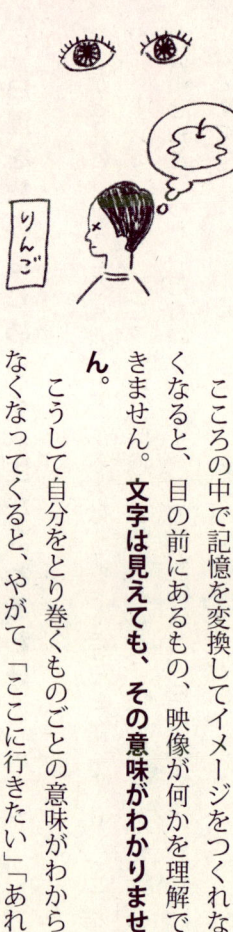

こころの中で記憶を変換してイメージをつくれなくなると、目の前にあるもの、映像が何かを理解できません。**文字は見えても、その意味がわかりません。**

こうして自分をとり巻くものごとの意味がわからなくなってくると、やがて「ここに行きたい」「あれがしたい」「こうなりたい」……という自身の願望がわからない状態になります。自分が何をどうしたいのかわからない。つまり、自分の現実を把握することや、未来を具体的にイメージすることができなくなります。すると、具体的な願望が何も浮かばないし、主体的な行動も起こせなくなってしまうのです。

今、こうした目の力が落ちている人が、とても多いようです。

でも「わたし、今そんな状態かも……」と感じた人も大丈夫です。白湯を飲むことからはじめてみてください。**白湯を飲んでからだがあたたまると、目の**

火の力がもとの勢いを取り戻します。

そうするとやがて、自分が何をしたいのかがみえてくるようになります。心臓の火も強くなっていくので、その願望を現実にしようとする意志や行動力も戻ってきます。結果、人生が動きだすというわけです。そう、白湯を飲みはじめると、人生が変わるのです。

ダイエットと目とこころの意外な関係

ところで、あなたはダイエットをしたことがありますか？

つい食べすぎて太ってしまう。実は、このことにも心臓や目の火の力が関係しているのです。厳密にいうと、**心臓や目の火の力の衰えがこころに影響して太る**のです。

こころの役目は、欲求をもち、それを満たすことにあります。

こころは常に満たされたいものなのです。

でも、何がほしいのか、どこに行きたいのか、どうなりたいのかがわからなければ、何かを得ることはできません。満たされないと、こころは不満を抱えます。つまり、目や心臓の熱が落ちている人は常に不満をもっていることになります。その不満を解消するために、たいていの人は食べます。特に女性はその傾向が強いようです。どんどん食べることによって腹を満たし、満腹感でこころを満たそうとするのです。

だから、目や心臓の熱が落ちている人は太ることが多いのです。本来からだが処理できる量を超えて食べるから、当然太ります。

胃腸がもっている火の力（＝消化力）のレベルが10だとすると、それを超えて20レベルも食べると、胃腸の力が追いつかず、食べたものをちゃんと燃やせなくなります。**燃えなければアーマになって、胃腸に残ります**。それが胃腸にとって負担となり、10あった火の力が7くらいに落ちてしまいます。

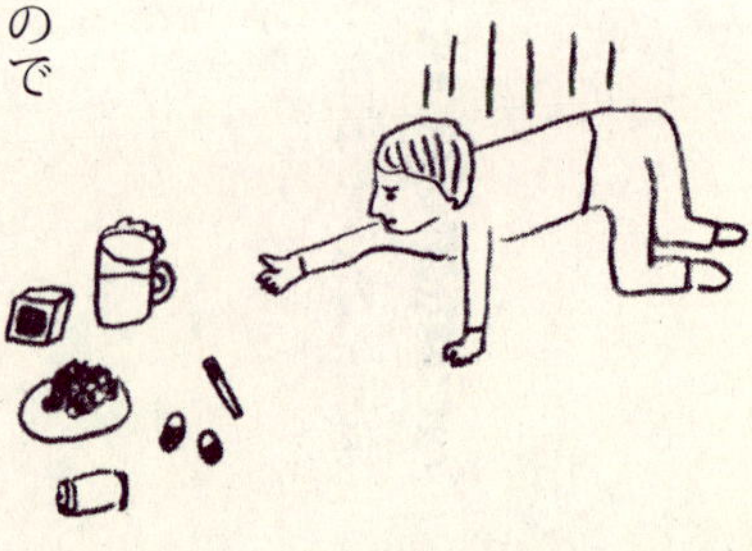

これをくり返していると、胃腸の火の力がだんだん弱ってきます。胃腸の働きが弱まれば、連鎖的に目や心臓の火の力はもっと弱まります。それらが弱まれば、さらに食べたくなり、そして太るという悪循環に陥ります。

太る原因を根本から解決する

今、こうした問題を抱えている女性は、とても多いようです。

そうした人にただ「太るから、食べるな」というだけでは、なんの解決にもなりません。根本にこころに不満がありますから、その状態では食べることをやめられません。

では、どうしたら悪循環を断ち切れるのでしょうか。

からだの火をもとに戻してあげればよいのです。

そのためにはどうすればよいでしょう？　そう、まず白湯を飲みましょう。

白湯を飲んで胃腸をあたため、浄化することで、胃腸の火は徐々に強まります。胃腸の火はからだの中で最も大きく、中心となる大切な火なので、胃腸の火が強まれば、自然に目や心臓の火も強まります。

すると、**自分がほしいものがちゃんとわかるようになります**。願望や欲求を認識できて、それを得るためのこころのエネルギーもわいてきます。何かを得ることで願望が成就《じょうじゅ》すれば、こころは満足します。そうなると、もう食べなくてすみます。白湯を飲むことで、自分で自分を治していくことができるわけです。

ちなみに、目や心臓の火が落ちると、食べられなくなってやせる人もいます。その場合、食べることではなく、別のことに依存しているケースがほとんどです。たとえば、お酒とかタバコ、薬……。そういう人たちも、まず白湯を飲むことです。

胃腸をはじめ、からだの火を強めて、こころの不満を消していきます。そうすれば、**依存しているものから離れることができます**。自分の能力を最大限に発揮し、生き生きとした活動ができる、本来の自分に戻ることができるのです。

便秘を解消する

胃腸があたたかくなることで、よくなることはほかにもたくさんあります。まず、**便秘が解消します**。白湯を飲むことで改善が期待できる不調の一番めが便秘だといえるほどです。

多くの日本人女性が悩んでいるという、便秘。その原因のほとんどはヴァータの乱れによるものです。ヴァータとはからだの中の風――こころや神経を動かしているエネルギーです。

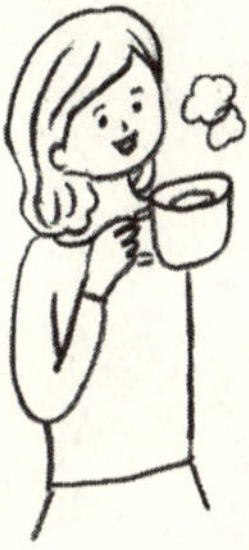

このヴァータのバランスを乱すきっかけは冷えや過労などいろいろあり、なかでも大きな原因は睡眠不足です。あるいは睡眠の質が悪いことです。寝つけなかったり、ぐっすり眠れないときは疲れがとれ

ませんよね。そんなときはこころも不安定になりがちです。これがヴァータの乱れた状態です。

ヴァータのバランスが乱れると、まず大腸の働きが悪くなります。神経も緊張するので、生理機能の働きがますます悪くなり、排泄がうまくいかなくなります。その結果、便秘になるというわけです。

便秘になると、腸の働きがもっと鈍って消化吸収が悪くなります。アーマが溜まり、さまざまな不調をまねくことになります。そんなときこそ白湯です。白湯を飲むとからだがほどよくあたたまって胃腸が楽な状態になり、生理機能のバランスが整います。からだがリラックスするので気持ちも落ちつき、ヴァータのバランスが整ってきます。すると、深いよい睡眠をとれるようになり、さらにヴァータのバランスが整います。よい睡眠がとれれば排泄の調子もよくなり、便秘は治ります。体調が全体的によくなり、気分も爽快になります。

体質が整うと、自然にやせる

便秘が解消すると、さらによいことがありますね。**便秘がなくなると、自然にやせるのです。**

溜まっていた便が排出されるから、その分体重が軽くなります。また、胃腸の働きが活発になり、アーマが解消されるため体重は減ってきます。

ただし、「じゃあダイエットしたければ、便秘を治せばいいのね！」という話ではありません。

便秘解消だけに注目するのは、からだのほんの一部分しかみていないことになります。全体的にみると、白湯を飲んで便秘が解消したということは、胃腸の働きがよくなったということです。胃腸の火が活発になれば、ほかの部分の火も勢いを取り戻すことはすでにお話ししました。

からだ全体の火（＝熱）が正常な状態に戻れば、フィジカルアーマもメンタルアーマも浄化されます。

そうなれば、こころもからだも軽くなります。実際に体重も減っていきます。**便秘が治ることは、全体の調子がよくなっていく過程のひとつにすぎません。**心身の調子が全体的に整ったので、やせたというわけです。

ダイエットしなくても自然にやせる

ちなみに、アーユルヴェーダでは、この状態を**「ドーシャのバランスが整っている」**といいます。その人がもつ3つのドーシャがもともとのバランスに戻り、本来の体質になったとき、その人が最も美しく見える体型になります。適正体重になるのですね。

ですから、やせすぎている人は太ります。ただ、**多くの女性はドーシャを乱して太る傾向にあるので、本来の体質に戻ったらやせるでしょう。**

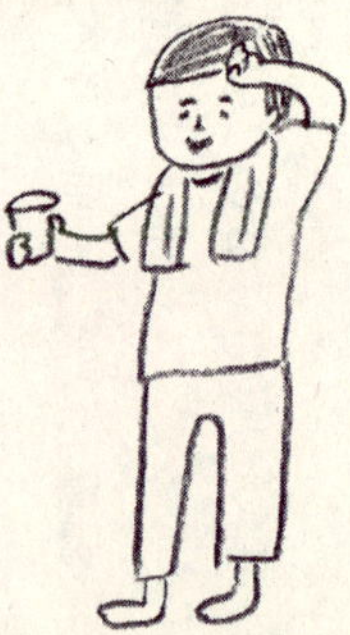

いいかえれば、その人本来の状態から外れているときは、太りすぎたりやせすぎたりしているわけです。それで太っていると、がんばってダイエットしてやせようとします。食事制限、単品ダイエットや激しい運動……。でも、そんなダイエットでは、やせても貧弱で美しくない体型になったり、からだを壊したりしかねません。何より一時的にやせたとしても、リバウンドを起こしてまた太るでしょう。

その人の中で起こっている全体の不調和を整えないで無理にやせようとするので、そのダイエットをやめれば、たちまちもとに戻ってしまうわけです。ドーシャのバランスが整って本来の体質になれば、美しくやせます。リバウンドもありません。

他人がうらやましくなくなる

そもそも3つのドーシャのバランスが整うと、もうやせたいなんて思わなくなります。

本来の体質になる、つまり本来の自分に戻ると、人は最も幸福感をおぼえるのです。自分の魅力に気づき、自分自身が好きになります。だから、**他人をうらやましがったり、必要もないのに自分を変えようとしなくなる**のです。

もちろん、ほかの人の目にも、個性が輝く魅力的な人に映るでしょう。大事なのは一部分だけを変えようとするのではなく、からだもこころも、全体を整えていくことです。

そのためにできる簡単な方法が、白湯を飲むことなのです。**白湯を飲めば、本来の自分、最高の状態にある自分を取り戻すことができる**のです。

ところで、先ほど、体質が整うと最も美しい体型になるといいましたが、体質――つまりどのドーシャが一番強いかによって、体型の特徴は違ってきま

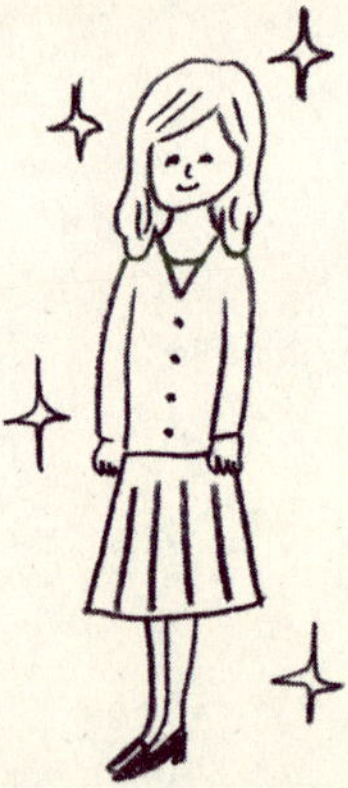

す。適正体重を保つための注意点もぞれぞれ異なります。

参考までに、そのことに触れておきましょう。

体質別の美しい体型

★ヴァータが強い人（ヴァータ体質）

すらっと背が高いか、小柄で細身です。ボーイッシュな魅力があります。

3つの体質の中で最もやせています。

ただし、ヴァータが増悪《ぞうあく》すると心身ともに不安定になるので、安定したくて食べすぎてしまい、太ります。特に甘いものが食べたくなり、食べすぎるとカパを増やします。その結果、ますます太ることに。

ヴァータを乱さないように注意が必要です。あまり忙しくせず、リラックスする時間をつくり、睡眠を充分にとることなどをこころがけましょう。体力や持久力も低いので、無理は禁物です。

白湯を飲んで、心身の緊張をとり除くといいでしょう。

★ピッタが強い人（ピッタ体質）

太くも細くもない中肉中背。均整のとれたプロポーションです。からだの中の火の力が強いので、もともと太りにくい体質です。ただ、ピッタが増悪するとからだの火が強くなりすぎて、栄養まで燃やしてしまうので、不健康にやせてしまうことも。体力も衰え、病気にもなります。イライラしたり、攻撃的・批判的になって、人間関係にも悪影響が及びます。必要以上にからだをあたためすぎないようにして、刺激的なことからなるべく遠ざかりましょう。焦《あせ》ったり、無理をしないよう意識します。

40〜50度に冷ました白湯を飲んで、リラックスするといいでしょう。

★カパが強い人（カパ体質）

もともと体格がよく、グラマーです。ほかの体質と比べると体重が多い傾向にありますが、適正体重になったとき、まろやかさ、やさしさというカパ独特の魅力が出てきます。体力・持久力もあります。

ただ、カパ体質の人は太りやすくもあります。**白湯を飲むほかに、常にからだを冷やさないようにして、こまめに動き、適度な運動もこころがけましょう。**

白湯を飲み続けるとモテる、若返る

白湯を飲み続けていくと、体調がよくなりやせるだけでなく、さらにいいことがあります。なんと、**モテるようになったり、若返って美しくなる**のです。

その秘密、知りたいですか？

もちろんお教えします。

まず、アーユルヴェーダのドーシャと年齢の関係についてお話しさせてください。ここに、モテる秘訣、若返りの秘訣があるのです。

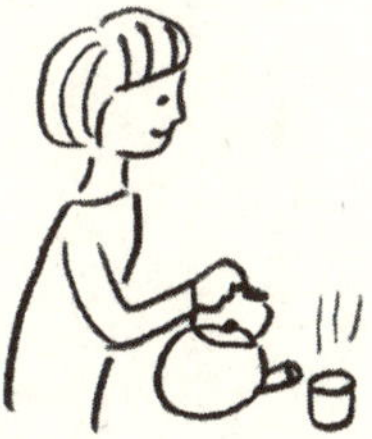

女性の年齢と美しさの関係

アーユルヴェーダのドーシャについての説明はすでにしました。ドーシャは季節や時間にも影響を及ぼし、四季や時間帯によって優位になるドーシャが変わります（詳しくは18ページ参照）。

優位になるドーシャが変わるという法則は、人にもあてはまります。幼児期～10代、20代、30代、40代……と年齢を重ねるごとに、どの体質の人も同じように、強く影響を受けるドーシャが変わるのです。

そのため、同じように白湯を飲んでいても、年代によってそれぞれ違った効果がみられます。

ここでは、主に女性についてみていきましょう。

年齢別のドーシャの特徴

★幼児期～10代

カパが優位の年代で、からだ全体に瑞々《みずみず》しさがあります。肌もパンパンに張り、はじけるようです。若々しい生気が感じられます。

ただし、瑞々しい（＝水分が多い）のは、からだが重くなりやすいということでもあり、食べすぎるとすぐに太ってしまいます。特に冷たいものや甘いものの食べすぎは肥満に直結します。また、食べすぎはからだだけでなくこころも重くするので、やる気や元気を奪います。

冷たいものや甘いものを適度に抑え、白湯を飲んでいると、心身が快調になります。すると、この年代がもつ本来のよさ――瑞々しさや若々しさ、元気というものが全面的に発揮されます。勉強を含め、さまざまなことにチャレンジする意欲もわくので、これからの人生の基盤をしっかり固められます。

★20～40代
ピッタが優位の年代です。

20歳を過ぎると、10代の丸々とした体型から、やわらかくてメリハリのあるボディーラインに変わってきます。肌に透明感が出て、しっとりとした感じに。髪の質感もやわらかくなります。目もきれいに輝いてきます。

このやわらかさ、色っぽさはピッタの特徴です。この年代にふさわしいピッタの質がきちんと出てくると、女性らしい艶やかな魅力が全身にあふれてきます。

しかし、**冷たいものばかりガブガブと飲むなどして、からだを不用意に冷やしていると、ピッタの質が出にくくなり、逆にヴァータが増悪します。**しかも、この年代は社会に出て活動をはじめる時期ですから、忙しくなります。環境の変化で、こころも不安定になりがちです。これらもヴァータを増悪させる要因です。

ヴァータが乱れると、どうなるでしょうか。なんと、老《ふ》けてしまうのです。

本来、ヴァータが優位になるのは50代くらいから。その前にヴァータを増やすということは、20～40代なのに、わざわざ50代以降になろうとすることなのです。具体的には、肌がカサカサしてシミやシワが出てきたり、髪もパサパサに。生理が不安定になったり、更年期障害のような症状が出てきたりします。

最近、婦人科で30代の女性が「あなたは更年期障害です」と診断されることが増えていると聞きます。病態として更年期障害の症状なら、患者の年代がいくら若くても、婦人科医はそう診断するものです。**これらはすべてヴァータの乱れによるもの**です。

また、ヴァータが乱れると、こころを落ちつかせたくて食べることに走りがちです。ガバガバと食べて太ると、今度はカパが乱れてきます。ヴァータに加え、カパが増悪すると、ますます体調は乱れます。ピッタが優位なこの年代になるわけがない病気や不調があらわれてきて、からだや顔はいっそう老けていきます。

白湯を飲んでいると、そうはなりません。白湯はドーシャのバランスを自然にとってくれますので、心身ともに健康になります。

ピッタの質が生き生きとあらわれ、若々しい美しさが輝くことでしょう。社会的な活動も精力的に行うことができ、人生の幅が大いに広がります。

★50代以降

前項で触れたように、**ヴァータが優位**になります。

ただし、ヴァータが優位の年代になったからといって、老けるのがあたり前ではありません。

枯れた感じになるのは、ヴァータが過剰に増えた場合です。

自分が本来もつ3つのドーシャのバランスが整っていれば、からだの中の火（ピッタ）もバランスよく維持されて、まだまだ艶やかさを保てます。むしろ、さまざまな人生経験が人格に深みを与え、20～40代にはなかった美しさが出てくることでしょう。からだの中のピッタはやる気の源でもあるので、ピッタを保てば社会的活動も続けられます。

白湯を飲むことは、からだのピッタを保ったり、ドーシャのバランスをとるために大変有効です。

この年代で「老けてしまった」と感じている人でも、白湯を飲めば、自分本

来のピッタの質を取り戻し、心身ともに若返るでしょう。

もちろん、その前の年代から白湯を飲み続けていれば、魅力的に年齢を重ねていけるというわけです。

ただし、ピッタが若返りの元だからといって、ピッタを強めすぎないようにご注意ください。ピッタを燃やしすぎると、からだは逆に枯れてしまい、老け込むことになります。あくまで、その人なりのバランスで3つのドーシャが整っていることが大切なのです。

さて、どうでしょうか？

どの年代でもドーシャが整っているときの女性は、とってもすてきですね。

誰でも、はつらつとしていたり、艶やかな色気があり、内面から光り輝くような美しさをもった人に惹《ひ》きつけられるものです。

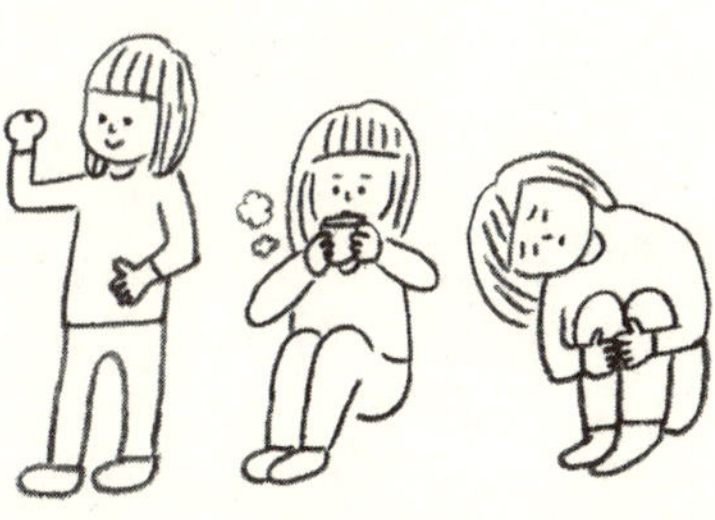

モテたければ、ぜひ白湯を飲んでください。やせたり若返ったりするだけで

なく、女性として、あなたらしい魅力がアップするのです。それは、あなた自身にとっても、また周りの人にとってもとても幸せなことでしょう。

第4章

もっと毒出しをしたい人に
朝の解毒力と体質別の飲み方

白湯は朝飲むのが一番効果的

朝は、今日という1日をはじめる大切な時間帯です。朝にぜひ行ってほしいのは、**心身を「きれいにする」こと**です。

朝一番に心身をきれいにすると、そのあと1日中快適に過ごせるものです。快適だといろいろな活動を楽しく行えるし、喜びをもって活動すれば、仕事でも家事でもすべて順調に運びます。人間関係だってうまくいきます。まさに絶好調の1日を送れるわけです。

きれいにする方法として、まずおすすめするのが白湯を飲むことなのです。白湯には、からだ中に詰まったアーマを溶かすという解毒作用があるからです。

また、朝は1日の中でも特にからだが冷えています。**朝一番に熱い白湯を飲**

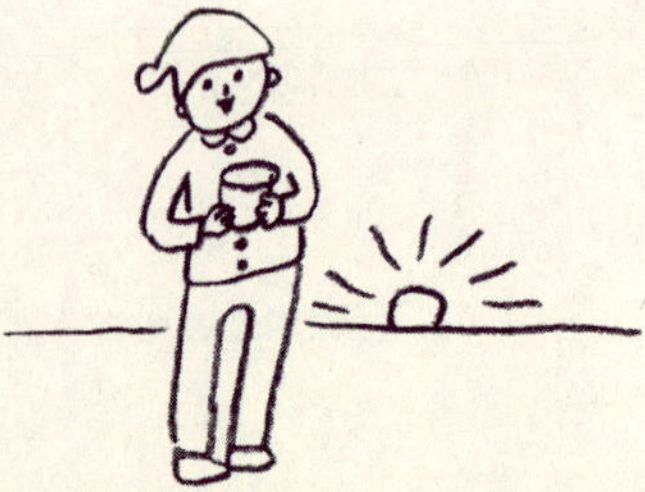

むと全身があたたまって代謝が上がり、からだのあちこちがスムーズに機能しはじめます。消化力も自然と高まり、体調がよくなります。

快適な毎日を送るには、朝一番の白湯がとても効果的なのです。

朝は最も毒が出る時間帯

朝に白湯を飲むことをおすすめするには、もうひとつ理由があります。それは、**朝は毒が最も外に出やすい時間帯**だからです。

アーユルヴェーダでは、1日を4時間ごとに6つの時間帯に分けて考えます。

次ページの図のように、時間帯によって優位になるドーシャ（ヴァータ、ピッタ、カパ）が変わり、その影響により、からだ（生理機能）の状態も変わってきます。それぞれの時間帯にふさわしい行動というのがあり、それに従って1日を過ごすと心身ともに快調になります。

時間帯別・優位になるドーシャ

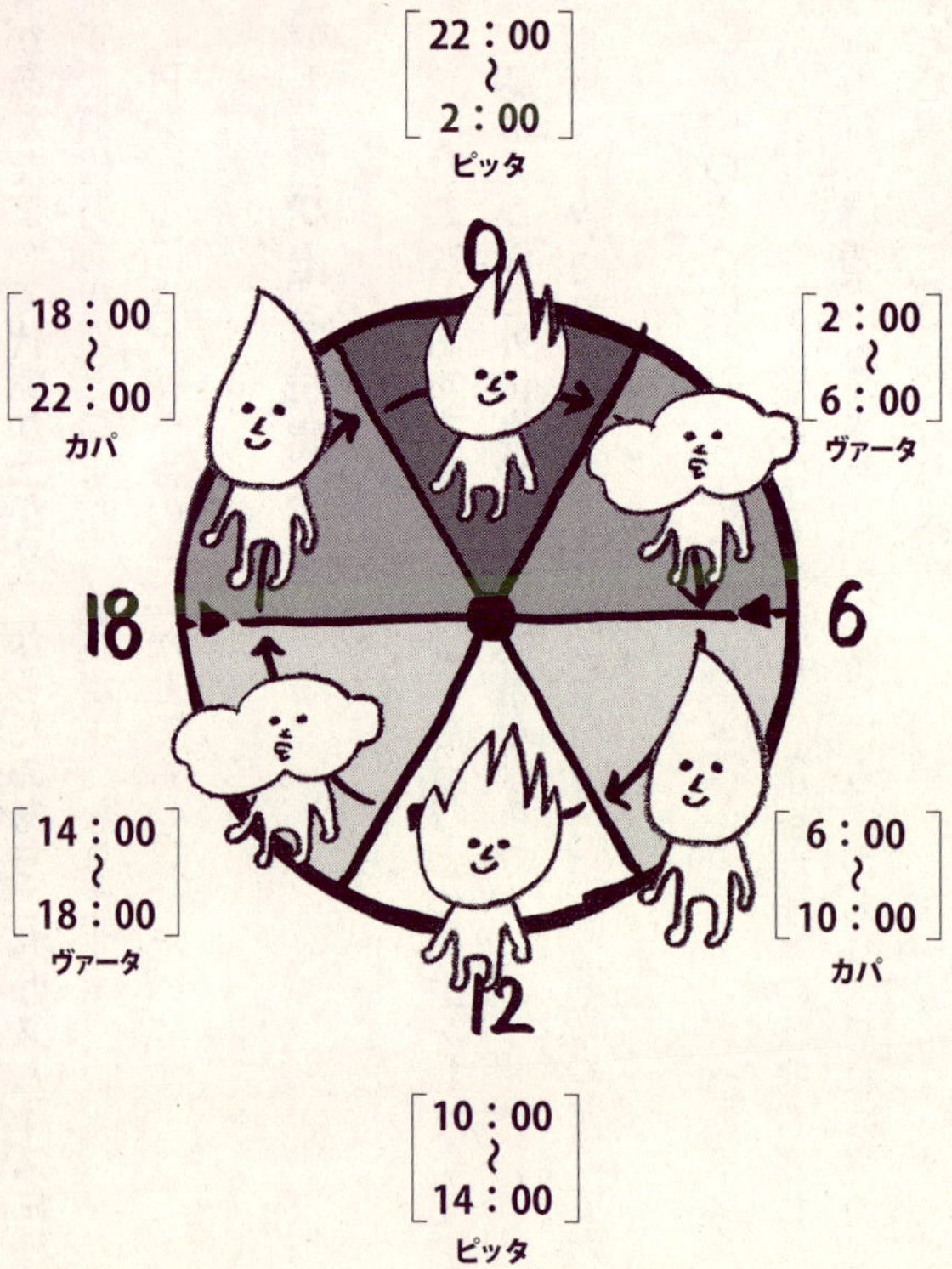

夜中の2時〜朝の6時はヴァータが優位なので、体内の老廃物が外に出ていきやすい時間帯です。ですから、朝は午前6時少し前に起きるのがよいですね。そして、白湯を飲みます。老廃物（＝毒素）が出ていきやすい時間に、さらに白湯で排泄を促すわけです。すると、解毒がいっそうスムーズに進みます。

また、朝6〜10時はカパが優位になります。白湯はカパのバランスをとる作用もあるので、やはり**朝6時前後に飲むのが最もよい**といえます。太りやすい性質と関係のあるカパをほどよく抑えられるので、ダイエット効果も期待できます。

解毒を促す朝の生活法

朝、白湯を飲むだけでもよいのですが、ほかの方法もあわせて実践するといっそう解毒が進みます。ダイエットや体調改善にもより効果的です。

ここで「白湯 毒出し健康法」とあわせて行うとさらに解毒が進む、アーユルヴェーダ式・理想的な朝の過ごし方をご紹介しましょう。

全部行う時間がないという方でも、興味のあること、すぐに実行できそうなことから徐々にはじめてみてください。

アーユルヴェーダ式・理想的な朝の過ごし方

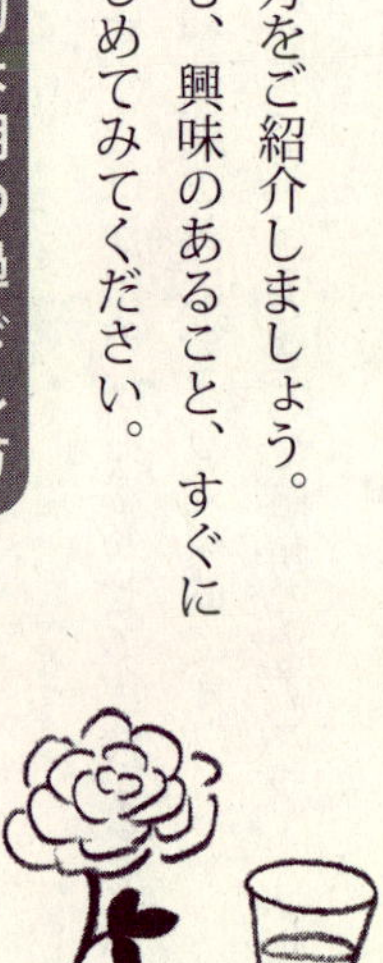

1　日の出前（午前6時前まで）に起床

季節により日の出の時刻は変わりますが、1年を通じて少なくとも午前6時前には起きましょう。日の出前の生理機能はヴァータが優位のため、血液の循環がよく、神経系の働きも活発で敏感になっています。この時間帯に起床することで全身の代謝機能の効率が高まり、体調が整います。美肌効果も期待できます。

2　口をゆすぎ、舌ごけ掃除

舌ごけとは、前日までに食べたものの未消化物（アーマ＝毒）が夜の間に血流にのって舌の上に出てきたもの。からだの自浄作用によって、毒を外に出そうとしているのです。午前10時までにとらないと、この毒はまた体内に逆戻りしてしまいます。タングスクレーパーという金属製のへらを使って取り除きましょう。へらがなければスプーンでもかまいません。スプーンの皿の部分を使い、削ぐようにします。歯ブラシで行う人がいますが、舌の表面を傷めてしまうので、これはおすすめできません。

3　白湯をカップ1杯飲む

つくり方、飲み方は第2章を参照してください。

4　ヨガ

ヨガは筋肉や関節を柔軟にして背骨を整え、内臓の諸器官をマッサージする効果があります。血液の循環をよくし、解毒を促す効果も。規則的な深い呼吸をくり返すことで、こころも安定させます。

5 洗顔、オイルうがい

オイルうがいは、必ず「太白ごま油」を一度100度まで沸騰させ、その後冷ましたものを使います。ごま油をティースプーンで2~3杯口に含み、ふつうのうがいと同じようにのどと口内をゆすぎます。すぐに吐き出さず、数分間は口に含んだままにするのがコツ。うまくできない場合は、口にオイルを含み、ブクブクと口内をゆすぐことからはじめましょう。口内炎予防や白髪《しらが》が黒くなる、声に張りが出る、肌の輝きが増すなどの効果があります。

6 排泄(排便)

朝の排便を習慣にすることで、体内に溜まった毒がスムーズに排出されます。白湯を飲むことで、排便を促します。また、毎朝決まった時間に便座に座り、自然に便意がもよおしてくるのをじっと待つのも効果的。それを毎日続けると、決まった時間に自然な排便ができるようになります。

7　オイルマッサージ

アーユルヴェーダでは、朝にオイルマッサージを行うのがよいとされます。全身のオイルマッサージは白湯と同様、解毒に大変効果的だからです。ごま油でからだをマッサージすると、体内に浸透したオイルがアーマ（毒）を溶かします。それが排泄物となって外に出されることで体内が浄化され、生理機能が活発に働くようになります。オイルマッサージの方法は、『黄金のアーユルヴェーダセルフマッサージ』（蓮村誠監修　河出書房新社刊）を参考にしてください。

8　シャワーや入浴、着替え

オイルマッサージをすると、からだの表面にも毒が浮かび上がってきます。シャワーや入浴で、その毒を洗い落とします。からだをあたためる効果もあります。

9　瞑想《めいそう》

こころを落ち着けて、精神的にも解毒・浄化を行います。TM瞑想（200ページ）がおすすめです。

10　午前8時までに軽めの朝食

この時間帯はカパが優位なので、消化力が落ちています。朝食は軽めをこころがけて。パン1枚にホットミルク1杯、またはご飯1膳とお味噌汁、つけあわせのおかず程度が適量です。合間に白湯もすすります。冷たい飲みものはNG。消化力を落とし、からだを重くします。

11　軽く散歩

食後に数分の休憩をとったのち、軽く散歩しましょう。20〜30分程度、ゆっくりと歩きます。ピッタを上げ、消化を促す効果があります。

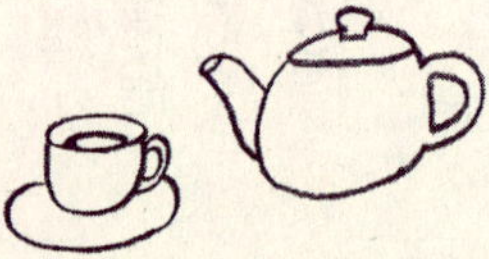

12　からだを動かす

さらなる運動は、食後40分以上たってから。その前に激しく動くと胃のドーシャが乱れ、消化不良をまねきます。それぞれの体質におすすめの運動で、からだを動かしましょう。その後、日常の活動を開始します。

これらの浄化を朝のヴァータの時間帯（午前6時前）からカパの時間帯（午前7〜8時）にかけて行うのが理想的です。カパの時間帯に入ってから行うと、全体の生理機能の動きが鈍くなり、排泄がうまくいかなくなりがちです。快適に解毒と浄化が行えないと、その後も快適には過ごせないもの。

早起きは、心地よい1日の第一歩です。

体質別白湯の飲み方

風の質であるヴァータ体質の人、またはヴァータが乱れている人に白湯は最適です。

★ヴァータ体質の人

ヴァータ体質の人は、**からだが冷えやすい性質をもっています**。冷えるとたちまち体調を崩してしまうので要注意。また、冷えていると、気分が落ちつかなくなったり、あれこれ考えて落ち込んでしまうなど精神面にもよくない影響を及ぼします。ヴァータ体質の人は、特に寒さを感じていなくても、いつも意識してあたたかくしているようにしましょう。

からだをあたためる効果的な方法は、朝一番の白湯。その後もこまめに白湯を飲んでいると冷えにくくなります。白湯の温度は**70～80度**にします。

白湯以外のものが飲みたいときは、あたたかく、いくらか甘味や酸味があり、

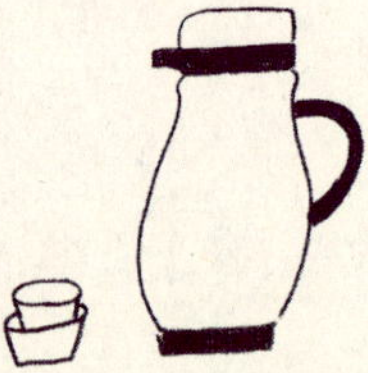

刺激のないものが最適です。たとえば、あたたかいカモミールやレモングラスのハーブティなどは、ヴァータを整えてくれるよい飲みものです。

★ピッタ体質の人

火の質であるピッタ体質の人、またはピッタが乱れている人は、**からだを熱くしすぎるとイライラしたり、怒りっぽくなります**。また、満たされない思いや焦りにかられ、がんばりすぎてしまい、体調を崩してしまうことも。必要以上にからだをあたためないように注意が必要です。

白湯も自然に冷ましたものを飲みましょう。ほかの体質の人より、やや低めの温度、**40〜50度**程度がおすすめです。

ピッタ体質の人はからだの中で火が強く燃えていますから、乾きやすい性質をもっています。白湯以外の飲みものも積極的にとるようにしましょう。ただし、冷たすぎる飲みものは消化力を下げますから、常温程度をこころがけます。

白湯以外では、バラ水（ローズウォーター）を飲むのもおすすめ。バラ水はからだを冷やす作用があるので、ピッタ体質の人はおいしく感じるはずです。バラ水は熱したりせず、常温で飲みます。

★カパ体質の人

水の質であるカパ体質の人、またはカパが乱れている人は**もともものを溜め込みやすい性質をもっています**。からだのあちこちにアーマを溜め込むと、からだが重くてだるくなり、こころもふさぎがちになります。

白湯にはアーマを溶かす作用がありますから、こうしたカパ体質の人が白湯を飲み続けるのはとてもよいことです。心身の調子が高まるでしょう。

また、カパはヴァータと同じく冷たい質でもありますから、冷えやすいです。**70〜80度**熱めの白湯でからだをしっかりあたためましょう。カパの人は冷たいものを飲むだけでも太りがちです。太りたくない人は、冷たいものをやめて今日からぜひ白湯を飲んでください。

重く詰まりやすいカパの人にはふつうの白湯でも効果がありますが、ひと工夫した白湯もおすすめです。さらに、よい効果が期待できますよ。

カパにおすすめのアレンジ白湯

★生姜湯

①　やかんに水を入れ、スライスした生姜《しょうが》を加えます。分量は水1・5ℓに対して、生姜スライス2、3枚。

②　火にかけて沸かします。沸騰したら、ふたを開けて10〜15分沸かし続け、換気扇を回して湯気をとばします。

③　うっすらと生姜の味がついたお湯のでき上がり。ふつうの白湯と同じようにして飲みます。

＊生姜湯は生姜がもつ火の質が加わっているので、ふつうの白湯よりからだをあたためたり、浄化する力が強くなります。その分、白湯以上に飲みすぎには注意が必要。飲みすぎると胃が痛くなることもあります。胃潰瘍や胃炎など、胃に疾患《しっかん》のある人は飲まないほうがよいでしょう。

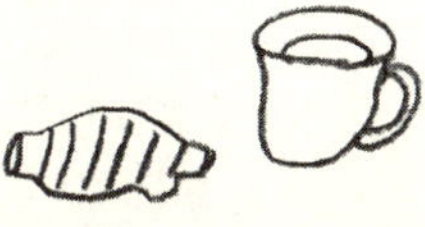

★ジンジャーパウダーティー

通常通りつくった白湯の中に生姜の粉末（ドライジンジャーパウダー）を溶かして飲みます。分量は白湯150ccに対して、ドライジンジャーパウダーをティースプーン¼程度。

＊生姜を入れて沸かすのが面倒なときに試してみてください。外出時にドライジンジャーパウダーをもち歩くのもよいですね。レストランなどで白湯をもらい、溶かして飲みます。

＊ジンジャーパウダーティーも生姜湯と同様に食事の際に飲むと効果的です。ただし、これも生姜湯と同じく、飲みすぎには注意。胃に疾患のある人は飲まないほうがよいでしょう。

★大麦湯

① やかんに水を入れ、全粒大麦を加えます。分量は水1・5～2ℓに対して、全粒大麦をひと握りほど。

② 火にかけて沸かします。沸騰したら、ふたを開けて10～15分沸か

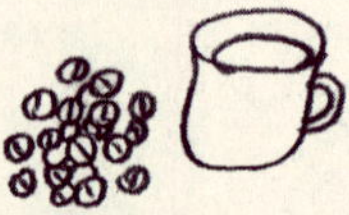

し続け、換気扇を回して湯気をとばします。

③大麦湯のでき上がり。大麦を漉《こ》して、白湯と同じようにして飲みます。

＊大麦湯はからだの深い生理部分に入ったアーマを浄化します。利尿作用もあるので、むくみやすいカパ体質の人には向いています。ダイエット効果も期待できます。ただし、夕方6時以降は飲まないようにします。夜間に何度もトイレに行くこととなり、睡眠不足になるからです。

＊日本では、全粒大麦は手に入りにくいかもしれません。手に入らないときは麦茶やハト麦で代用してもよいでしょう。麦茶は、水出しのものではなく、きちんとやかんで沸かしてつくり、保温してあたたかいまま飲みます。また、ハト麦の場合は、全粒大麦と同じつくり方をして飲みましょう。どちらもカパを浄化する効果をもちます。

第5章

元気になった！　きれいになった！

白湯飲み体験談

からだがあたたまり、晴れて妊娠

A・Yさん（28歳　主婦）

最初はおいしくなかった

白湯を初めて飲んだのは、1年ほど前。アーユルヴェーダのクリニックに行ったときに出していただいたのです。ヴァータ、ピッタ、カパ、すべての質を含んだ完璧な飲みものということですすめられたのですが、最初は正直、おいしく感じられませんでした。でも、飲み続けてみると3日目ごろに「あ、おいしい」と感じられるようになりました。

もともとわたしは、飲みものを飲んだあとに残った氷をガリガリ食べてしまうくらい、冷たいものが大好きだったのです。当然、自分が意識していなくても、からだは常に冷えている状態でした。そのころのわたしが悩まされていたのは、毎月襲われるひどい生理痛。しかし白湯を飲みはじめたことで、からだをあたためるよいきっかけになり、その後、冷えをとる健康法と併用し、からだをつくっていく過程でかなり補助になってくれたな、と思っています。また、なかなか妊娠しなかったのですが、やがて自然に妊娠。安産で元気な子を産みました。からだがしっかりあたたまっていたおかげだと思っています。白湯だけ飲んでいればよいということではないと思いますが、さまざまな健康法の優秀な秘書のような役目をしてくれると思っています。とてもよくできた飲みものだと思います。

妊婦さんにもぴったり

妊娠当時、産婦人科の先生からは、「おかあさんはなるべくあたたかいものを飲むように」と言われていました。きっと白湯は妊婦さんにもピッタリの飲みものだと思います。わたしの場合、妊娠期間が夏の暑い時期と重なっていたので、白湯を飲み続けられるか少し心配でしたが、むしろ白湯を飲んだほうが、暑さが素早く引いていくような感じするから不思議です。現代では夏こそからだは冷えやすくなるといいますが、白湯のおかげでからだの芯があたたまり、きっと赤ちゃんにもよい影響を与えていたはずです。

今ではすっかり、白湯を飲むことが毎日の習慣になりましたが、わたしは飲むタイミングを厳密には決めていません。1日4~5回、のどが渇いたら飲むという感じで、本当に身近な飲みものとして白湯を飲んでいます。たまに外の自販機で白湯が買えればいいのに、なんて思ったりします。みなさんも気軽な気持ちで、一度白湯を試してみてはいかがでしょうか。

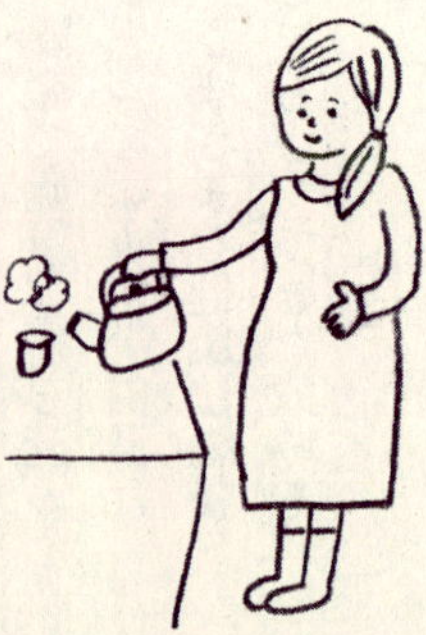

白湯を飲んでスパッと仕事モードへ

M・Nさん（36歳　男性　デザイン業）

胃腸があたたまって気持ちいい

知り合いから、白湯がからだによいと聞いて、とりあえず自宅でお湯を沸かして飲んでみたのが半年ほど前でした。その後、妻がアーユルヴェーダのクリニックで正しい白湯のつくり方を教えてもらってからは、ふたを外したやかんで10分間しっかりと沸かした白湯を飲んでいます。

実はわたしが子どものころ、からだによいということで、白湯を飲んでいる家庭が近所にありました。その人の家に遊びに行くと白湯が出されるので、子どもごころに「味気ないな」と思っていたのですが、今思うととても健康的で、理にかなっていたなと思います。たしかに風邪《かぜ》をひいた人にお湯や湯冷ましを飲ませたりしますし、水を沸かした飲みものがからだによいということは、日本でも昔からよく知られていたのでしょう。そういった原体験もあったので、アーユルヴェーダでも白湯を推奨しているというのは合点がいきました。

実際に正しくつくった白湯を初めて飲んだときは、ほんのりと甘く、とてもおいしかったのが印象的でした。それからは毎朝白湯をつくっていますが、朝起きてすぐに飲む白湯は、睡眠中に乾いたからだにすーっと染みこんでいくような感じ。のどや胃、腸などがあたたまっていくのがわかって、とても気持ちがいいものです。

お酒の量が減ってきた

最近では、白湯のおかげかな、と思える効果もいくつかあらわれはじめています。

わたしは晩酌《ばんしゃく》が好きで、ほぼ毎日お酒を飲んでいます。それでときには飲む量がすぎてしまうことも……。しかし白湯飲みが習慣になったころから、自然とお酒の飲む量も減ってきている気がします。

また、朝1杯の白湯がからだを素早く、シャキッと目覚めさせてくれるようで、朝から仕事に集中することができるようになりました。これは、自宅で仕事をしているわたしにとっては、とりわけうれしい白湯の効能ですね。

自分のからだと向き合うきっかけに

S・Nさん（37歳　女性　料理家）

味気ないイメージでしたが

ある日突然、夫が台所でお湯を沸かしていて、その白湯をわたしにも分けてくれたのです。すでに雑誌や蓮村誠先生のご著書で、白湯のことは知っていたのですが、正直なところ、「味のしないお湯を飲むなんて」と、少し抵抗があったのです。でもせっかく夫が用意してくれたので飲んでみると、やっぱりただのお湯……という感じ。ただ、もともと抱いていた飲みづらそうなイメージというのは、見事に覆《くつがえ》されました。食道から胃のあたりがじんわりとあたたまり、マグカップ1杯、すんなりと飲みきることができました。

無駄な食欲が抑えられるように

そうして白湯を飲みはじめて、もう半年ほどになります。わたしの場合は体調以外の部分での変化が顕著でした。

以前は、朝からお菓子を食べてしまったり、あまり食べたくもない朝ごはんをムリして食べてしまうことが多かったのです。それが、朝1杯の白湯を飲むことで、精神的にもひと息ついて、無駄な食欲が抑えられました。よく沸かしたお湯を飲むだけのことなのに、すごく満足感があって。不思議ですよね。

あとなにより、白湯を飲むようになると、自分のからだに向き合う気持ちが芽生《めば》え、からだの声に耳を傾けられるようになります。健康へのアプローチの「きっかけ」を与えてくれる白湯。これからもずっと続けていきたいです。

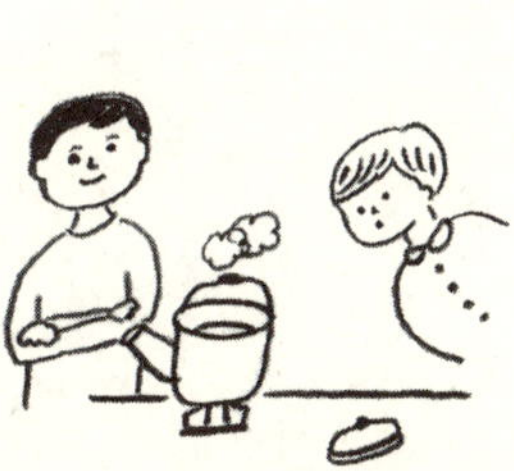

冷えやすいからだの人に効果的

R・Nさん（34歳 女性 ウェブデザイナー）

自然と胃の調子がよくなった

まだ飲みはじめて3カ月ほどのビギナーです。
もともとからだが冷えやすい体質だったので、ソックスの重ねばきによる「冷えとり」をしていましたが、あるとき知人から、白湯を飲むと冷えにいっそう効果的だと聞き、はじめてみることにしました。新たに道具を揃える必要もなく、今あるものではじめられるので、気軽な気持ちで試せるのもよかったです。

とはいえ当初は、味がないものを飲む、ということに対して「続けていくのは、少しつらそうかな」と思ったのも事実です。でも、実際に飲んでみると味はたいして気にならず、まずく感じることもありませんでした。それからというもの、朝起きるとまず、白湯をつくってマグカップ1杯分飲む、というのが習慣になりました。まだ体調に大きな変化は起きていませんが、飲むとお腹のあたりがポーッとあたたかくなるのが実感できます。それと、朝つくった白湯をポットに入れて、仕事中に飲むこともよくあります。それまでならコーヒーを飲んでいたのを白湯に替えたので、自然と胃の調子もよくなったように思います。

この調子でいけば、半年～1年後には、もっといろいろな効果が実感できそうです。それを楽しみに、これからも毎朝の白湯を続けていくつもりです。

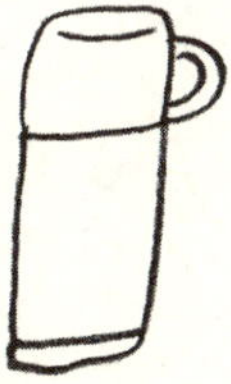

不整脈の恐怖から解放されました

M・Tさん（56歳　主婦）

不整脈におびえる日々に

もともとからだが弱かったわたしですが、加齢とともに最近は不整脈に悩まされていました。数カ月に一度、脈が急に速くなったり、逆に遅くなったりが30〜40分続くような症状が出るのです。ここ数年はお薬を服用しながら、いつ起こるかわからない不整脈におびえる日々でした。そして半年ほど前、ついにこれは救急車を呼ばなくてはいけないかも、というほどのひどい脈の乱れに襲われました。普段はからだを少しあたためて安静にしていると治まるのですが、このときはそうはいかず、家族にも相当な心配をかけてしまいました。この不整脈の直後、息子が「冷えも原因のひとつだろうから、白湯を飲んでみたら？」とすすめてくれたのです。

からだが喜んでいるかのよう

あたたかいお茶が大好きでよく飲んでいましたが、それでもからだがあたたまる、という感じではありませんでした。しかし白湯は違いました。しっかりと沸かし、火と風の質を含んだ白湯は、ほのかに甘さも感じられて、からだが喜んで吸収していきます。一度で白湯が気に入ったわたしは、毎朝沸かした白湯を魔法瓶《まほうびん》に移して保存し、1日かけていろいろなタイミングでいただいています。多くつくりすぎた日は、白湯でコーヒーや紅茶を入れたりもします。きっと白湯は白湯のまま飲むのがいいのでしょうが、コーヒーや紅茶も白湯でつくるといっそうおいしく感じられるんです。

肝心の不整脈ですが、白湯が習慣になってからは一度も発作は起きていません。飲みはじめてまだ日は浅いのですが、体調がよくなっているのも実感できますし、不

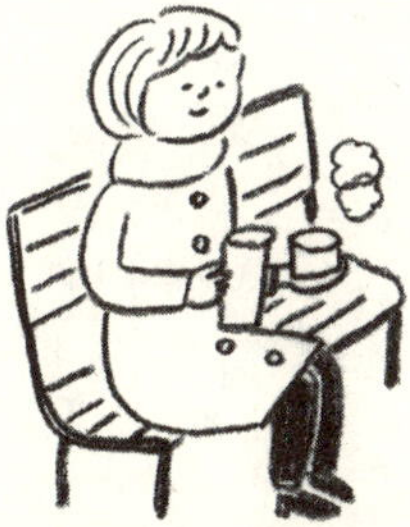

整脈の予兆のようなものもありません。きっと白湯の効果ではないでしょうか。

この調子で白湯を続けながら、ずっと元気でいられたらな、と思っています。

間食が減って太りにくいからだに

Y・Sさん（26歳　女性　イラストレーター）

からだに染みる感覚

白湯を飲みはじめる前は、のどが渇くたびにお茶を飲んでいたのですが、飲んでも飲んでものどが渇くような気がしていました。また、このごろは冷たいものを飲むと、お腹がキリッと痛く感じることもあり、代わりに普段から飲める飲みものを探していました。そんなとき、たまたま目にした雑誌に白湯の記事があったのです。手軽そうですし、毒出し効果もあるというので、さっそく試してみました。ちょうど1年くらい前のことです。

それからは1日に5〜6回、起床時だけでなく、仕事の合間やお風呂あがりにも飲んでいます。白湯というと、味気ないというイメージがあるかもしれません。でもなにより、からだに染みていき、潤《うるお》っていく感じが実感できるのが魅力です。

どか食いがなくなりました

しばらく白湯を飲み続けていると、体調にも変化があらわれました。以前は時折あった食事の「どか食い」がなくなり、間食も自然と控えられるようになったのです。当然、体重も落ちて、太りにくいからだになりました。また、あたたかい白湯をすすると、とてもリラックスできます。わたし自身、以前よりこころに落ち着きが生まれているようにも感じます。

その意味では、仕事中や外出先での気分転換にも白湯はおすすめです。口寂しいときはよく飴《あめ》をなめていたわたしですが、今は白湯を水筒に入れてもち歩き、好きなときに飲めるようにしています。冷たいものや甘いものを口に入れるよりも、断然すっきりしますし、気持ちがいいですよ。

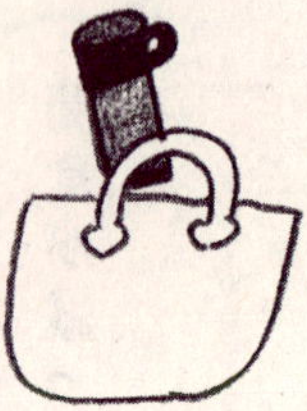

白湯を飲んで、からだの内側も「身じたく」

K・Mさん（38歳　主婦）

内臓がシャワーを浴びる感覚で

2年半ほど前なのですが、アーユルヴェーダに関する、蓮村誠先生の著書を読む機会があり、そこで、解毒作用のある飲みものとして紹介されていたのが白湯でした。

「ただのお湯を飲むなんて、味気ない……」と思う人も多いと思います。もちろんわたしも最初はそうでした。でも飲み続けていくと、味がどうこうというよりも、からだがさっぱりとすることに気づかされます。それは、内臓をあたたかいシャワーで流してくれるような感覚、とでもいいましょうか。

その感覚が気持ちよくて、朝目覚めて最初に口に入れるものは白湯以外考えられない、とすら思えるようになりました。1日のスタートに、からだの内側も「身じたく」するといった感じですね。

お通じもよくなりました

たしかに白湯は内臓をキレイにしてくれているようで、実際、お通じもとても快調です。この2年半ものあいだ、白湯を毎日欠かすことなく続けられているのは、効果を実感できているのはもちろんのこと、なにより、からだ自体が喜んでいることのあらわれなのだろうと思います。

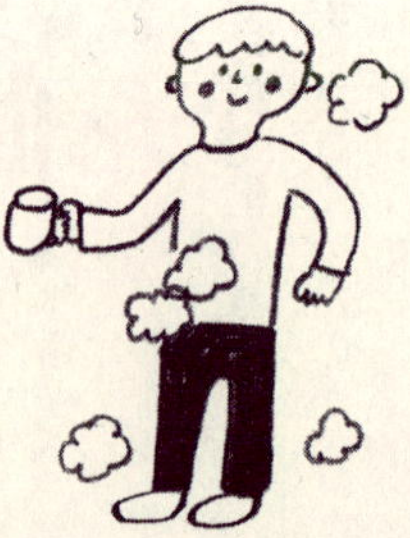

朝起きてすぐの1杯がおすすめです

M・Kさん（42歳　女性　校正者）

代謝の促進に期待して……

1年ほど前、蓮村誠先生の本に白湯の効能が紹介されていたのを読んでから、白湯を飲み続けています。当時はいまひとつ体調がすぐれず、便通もよくありませんでした。しかし、白湯が胃腸の働きを高め、からだ全体の代謝を助けてくれるとのことで、試してみることにしたのです。

初めて飲んだときは、味もあまりおいしくなく、のどにつかえるような違和感をおぼえました。それでも、からだがとてもあたたまるのは実感できましたし、なにより気軽にできる健康法ですので、しばらく続けてみることにしました。するといろいろな効果があらわれてきたのです。

目覚めスッキリ、こころ穏やかに

まず、もともと悩まされていた便秘がなくなり、おかげで体重が減りました。また、朝早く起きることが苦ではなくなり、目覚めもスッキリとして、生活のリズムが健康的になったと思います。こうした効果は、わたしの場合、体調面だけでなく、精神面にも及びました。不思議なのですが、日常で感じていた不安感のようなものもなくなって、こころが本当に穏やかになったと感じています。

幸せな気持ちで1日がはじまる

最初はまずく感じていた白湯ですが、我慢して数日続けると違和感がなくなり、ほんのり甘さを感じるようになります。こうなったらしめたもの。白湯を飲むこと自体が気持ちよくなり、自然と習慣化していくはずです。わたしは、

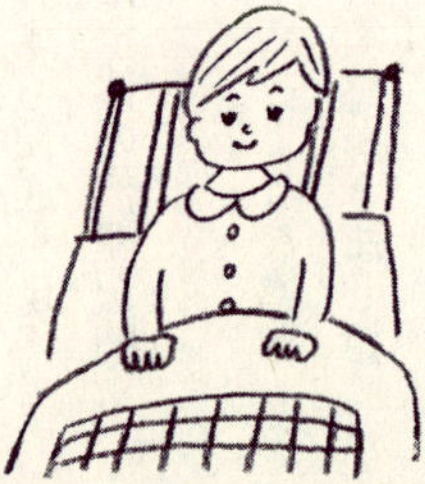

湯呑み1杯の白湯を、食事のときやのどが渇いたときなど、1日に4～5回飲むようにしていますが、一番おすすめなのは朝起きてすぐの1杯です。からだがあたたまり、目もパッチリ醒《さ》めて、1日のはじまりをすごく幸せな気分で迎えられます。

白湯を飲みはじめて、こころが穏やかに

M・Hさん（38歳　女性　自由業）

胃を洗うような新鮮な体験

わたしが白湯と出合ったのは、今から3年前のことでした。たまたまアーユルヴェーダの本を読んで、そこに「白湯を飲むとよい」と書いてあったので、さっそく実行してみたのです（白湯を飲むことは、その本に書いてある中で一番てっとりばやくできる健康法でした）。

換気扇を回して、ふたを取ってお湯を沸かすこと10分。最初は「熱い！」としか思わないのですが、ゆっくりと冷ましながらすすると、「あれ、白湯っておいしいんだ」と思いました。あたたかい白湯が、からだの中をかけめぐり、胃をきれいに洗ってくれる感じがします。その体験はとても新鮮でした。

「やせた」と言われるように

そうしてわたしは毎朝、必ず1杯の白湯をすすり、日中は、ポットに入れてもち歩くようにしました。仕事中も白湯。会議でも白湯。そうするうちに、外食をしたときに、氷入りのお水やジュースが自然と飲めなくなってしまったのです。「よくぞ、これまで、こんなに冷たいものをからだに入れていたな」と思ったほどです。

また、白湯を飲みはじめて1カ月ほどして、周りの人に、「やせた？」とか、「顔がすっきりしたね」と言われるようになりました。白湯によって、アーマが消化し、からだがあたたまって冷えがとれていったせいだと思います。

外側の条件に関係なく、こころが安定

最もうれしかったのは、こころの変化です。白湯を飲むと、不思議とこころが穏やかになるのです。「完全なもの」に、毎日触れているうちに、波立ってい

たこころが、静かに穏やかになっていくのかもしれません。そうしていくうちに自然に、食べものでも、着るものでも、また人間関係でも「よいもの」「穏やかなもの」、もっといえば「調和的なもの」を選ぶようになってきた気がします。

今では、外側の条件がどうであれ、いつも穏やかで、幸せがこころの内側にある、そんな自分になってきている気がします。そのきっかけは、まちがいなく白湯でした。わたしの周りの人たちも白湯飲みをはじめて、やせたり、すっきりとむくみがとれたり、元気になる人が続出しています。

たかが白湯、されど白湯だな、と痛感する日々です。

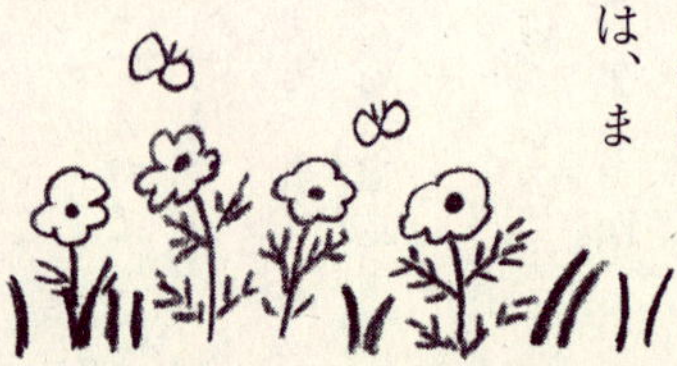

第6章

白湯飲み健康法Q&A

Q. 太らないようにする白湯の飲み方はありますか？

A. 朝と毎回の食事のときに白湯を飲んでいるだけで太らなくなりますが、よりダイエット効果を上げたければ、食事が終わって30分後に100ccの白湯をゆっくり飲むといいでしょう。加えて、食後10分ほど休憩してから、20分ほど軽く散歩することも習慣にすると、さらに効果があります。消化が活発になって、脂肪やアーマが早く燃焼して、体重が落ちやすくなるのです。

Q. 白湯以外に、コーヒーや紅茶なども飲んでいいの？

A. OKです。700〜800ccだけでは1日にとる水分の量としては少ないので、白湯以外の飲みものも飲んでください。ただし、冷たいものではなくてあたたかいものがいいでしょう。あたたかい飲みものは、消化力を高めるからです。

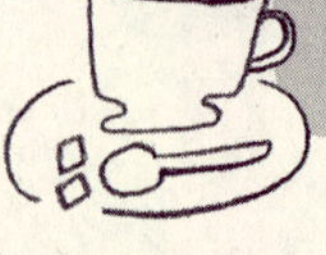

Q. やかんの素材は銅がよいといわれていますが？

A. たしかに、銅のイオンはからだのつまり（アーマ）をとって浄化をするからよいといわれています。アーユルヴェーダでは、銅のカップにひと晩くみおいた水を飲むのをすすめることもあります。ただ、ふつうに白湯をつくる場合は、ステンレスのやかんで充分だと思います。

Q. 電磁（ＩＨ）調理器や電子レンジを使って、白湯を沸かしてもいいですか？

A. できれば避けてほしいです。白湯は、ガスコンロなどを使って火で沸かしてください。水（カパ）、火（ピッタ）、風（ヴァータ）の３つがバランスよく揃うことで、はじめてよい白湯ができるのです。こうしてつくった白湯を飲むと、効果が最大限に発揮されます。

Q. 旅行先のホテルで火を使えないときは、備え付けの電気ポットで代用できますか？

A. 電気ポットのお湯でも、飲まないよりは飲んだほうが断然いいです。ぜひ飲んでください。

Q. 熱々の白湯は飲まないほうがいい？

A. がんばって100度近くで飲む必要はありません。熱湯だと飲みにくいですし、やけどをしてもいけません。50～60度くらいに自然に冷ましたものを飲むのがよいでしょう。からだの冷えを感じるときは、70～80度くらいの熱めの白湯を少しずつすするのがいいですね。

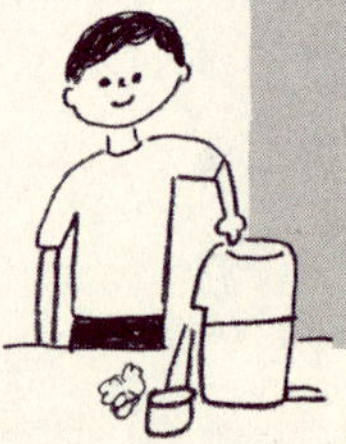

Q. 冷たいものは絶対に飲んではいけないのですか？

A. バランスのよい健康な心身でいるためには、冷蔵庫で冷やしたものや氷を入れたものを飲むのはやめましょう。特に食事のときは避けてください。

ただし、暑い季節に熱い白湯を飲むのはちょっとつらいですよね。そんなときは、冷めて常温くらいになった白湯を飲むのはＯＫです。

白湯は、ゆっくりと自然に冷ましてください。絶対に避けてほしいのは熱い白湯に氷を入れて冷ますこと。いくら早く飲みたくてもＮＧです。熱いものに冷たいものを入れて温度を急激に下げると、ヴァータが乱れます。完全に整った白湯のバランスを一気に崩してしまうわけです。白湯によるよい効果が得られないばかりか、ヴァータを乱したものを長年飲んでいるとふくらはぎに静《じょう》

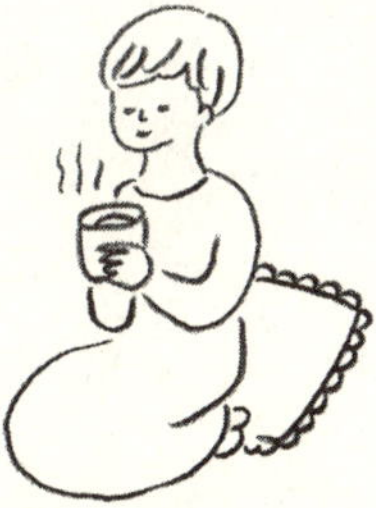

脈瘤《みゃくりゅう》ができやすくなるといわれています。

Q. 白湯を飲んで体調が悪くなることはありますか？

A. 薬ではないので、副作用はありません。ただ、からだにアーマ（未消化物・毒素）がいっぱい詰まっている人は、白湯を飲みはじめたときに不快感や調子の悪さを感じることもあります。白湯を飲むと、白湯はからだの中の毒素に「出ていきなさい」と働きかけます。つまっている毒素はそれに抵抗するので、そこに多少の緊張が生まれるのですね。その緊張が体調の悪さにつながることもあります。また、イライラしたり、気持ちが少し落ちこむ人がいるかもしれません。白湯を飲むことで、その人がこころに溜め込んでいた感情の毒素（メンタルアーマ）が表面に出てくるのです。

でも、それらは耐えられないほど激しく出てくることはありませんし、一時的なことなので安心してください。白湯を1週間ほど飲み続けると浄化がはじまり、もろもろの不調はなくなります。やがて白湯に甘さを感じるようになったら、心身の浄化がとても順調に進んでいる証拠です。

Q. 徹夜をしても、朝に白湯を飲むのですか？

A. 基本的に徹夜はおすすめしません。でも、もししてしまったら、やはり朝に飲んでください。

Q. 寝る前に白湯を飲んでもいいのですか？

A. もちろんOKです。ただし、適量をこころがけて。大量に飲むとトイレが近くなって、寝不足になりかねません。お風呂あがりに冷ました白湯を1杯飲むのもいいですね。

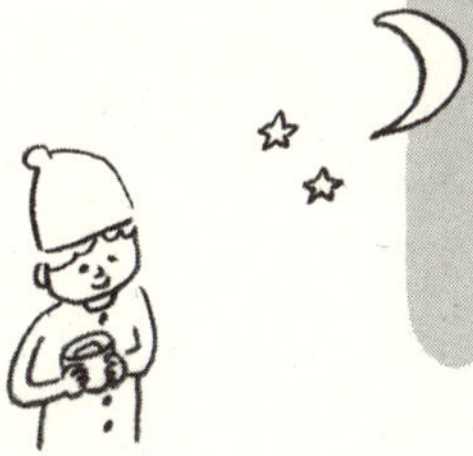

Q. 白湯を飲み続けるコツはありますか？

A. 最初まずいと感じても、1週間だけ我慢して続けてみることです。そして、1週間たてば、たいていはなんらかのよい変化を感じられるでしょう。人間は、うれしいこと、つまり自分にとって喜びや心地よさを感じることだと自然に続けられるのです。反対に、がんばりとか努力だけを求められると長く続けることは大変です。

白湯を飲むと快適になり、幸福になります。その状態をまず一度経験しましょう。そうすれば、もう努力せずに自然に楽しく飲み続けられるはずです。逆に、もっと効果を上げたいと飲みすぎてしまうことに注意が必要なほどです。

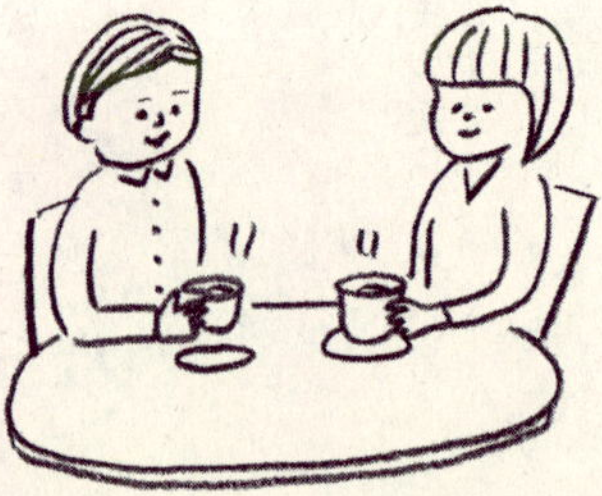

Q. 会議のときに生姜湯を飲むと、活発な内容になりますか？

A. そうともいえません。もともとピッタが強い人が生姜湯を飲むと、ピッタが上がりすぎる危険性はあります。ケンカ腰になったり、人の意見を聞かなくなったりして、逆に会議が成り立たなくなるかもしれません。何事もバランスが大切です。

Q. スポーツをするときも、水より白湯を飲んだほうがいいのでしょうか？

A. 常温の生水よりは、白湯の「湯冷まし」のほうがいいと思います。一度火で充分に沸騰させた白湯をゆっくり冷まして常温にしたもののことです。スポーツやお風呂あがりなど、からだがとても熱くなっているときに熱々の白湯を飲むのはよくありません。ピッタを上げすぎて、からだのバランスを乱してしまいます。かといって、極端に冷たいものを飲むのもよくないですね。暑いときに冷たいものを飲むと一瞬は気持ちいいけれど、あとでだるくなります。胃腸を冷やして消化を妨げるから、体調が悪くなるのです。

白湯を飲みつづけると冷たいものが飲めなくなるから、暑いときでもぬるい白湯が飲みたくなると思います。からだが「ぬるいほうが調子がよくなるよ」といってくれているのです。

Q. 白湯以外に、3つのドーシャのバランスを整えてくれる食べものはありますか？

A. イエロームング豆がおすすめです。スープにして食べるのがいいですね。煮るとやわらかくなり、とても消化しやすくなります。食べすぎて消化力が落ちているときや、心身が弱っているときに

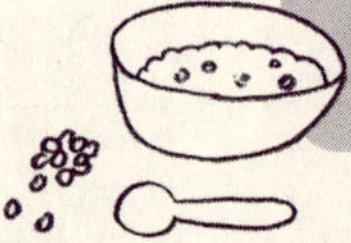

最適です。また、すべての体質の人に向いています。
ほかに、若いアスパラガスの穂先もバランスがよい食べものです。

Q. 白湯を飲んではいけない病気や症状はありますか？

A. 基本的にはありません。もちろん、入院中で何も口にできない場合は別ですが、飲食が可能なら、白湯はだれもが飲める最良の飲みものです。

Q. 食前、食中、食後のうち、飲むならどのタイミングが一番解毒効果が高いですか？

A. 白湯は、食中に飲みます。食事をしながらコップ1杯の白湯を飲みます。ご飯やおかずを食べたら白湯をひと口すすり、またご飯やおかずを食べたら白湯をひと口すすります。このようにして白湯を飲むことで、アグニを維持し、消化を良くします。

Q. 飲んでも飲んでもよい効果があらわれない場合、どんな理由が考えられますか？

A. 白湯以外に、冷たいものをたくさん飲んだり、食べたりすれば、いくら白湯を飲んでも効果が出ないでしょう。あるいは冷たくなくても、過食を続けていると、効果を感じないかもしれません。

Q. 白湯を飲み続けていますが、やせません。何か理由はありますか？

A. やせない理由は、二つあります。ひとつは、ひとつ前の質問で答えたように、冷たいものをたくさん飲食しているか、過食をしているため、もうひとつは、カパ体質でやせる必要がないためです。自分の体質に合った体重であればやせません。

Q. **インド人も白湯を飲んでいるのですか？**

A. アーユルヴェーダをよく知っている方は飲んでいると思います。白湯飲みは世界共通の毒出し健康法です。

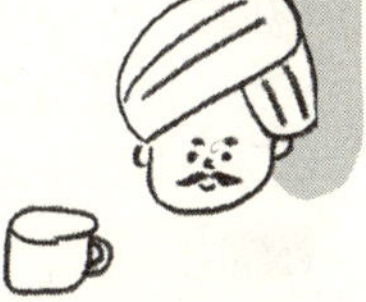

Q. **ダイエットの目的ではじめました。白湯を飲むのは、やせたあとも一生続けたほうがいいですか？**

A. 白湯はやせるためだけのために飲むのではありません。常によいアグニを保ち、アーマを浄化し、健康で幸福でいるために飲みます。ですから、やせてからもぜひ続けてください。

Q. 子育てをしています。子どもにも白湯を飲ませたほうがいいですか？

A. もちろんです。熱めの白湯が飲めなければ、いくらか冷ましてから飲むとよいでしょう。とくに、子どもはカパが増えやすいため、冷たいものを飲むと、消化力を弱め、アーマを溜めやすいのです。

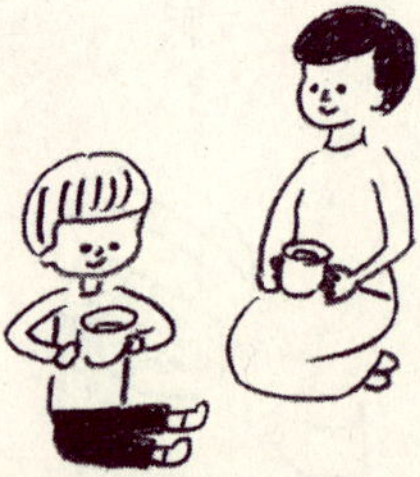

付録

自分の体質と体調がわかる

完全セルフチェック表

〈本当の自分を知る〉
プラクリティ チェック

「プラクリティ」とは、「本来の自分」の状態のことをいいます。「プラクリティ チェック」は、本来その人が生まれもっている3つの体質（＝ドーシャ）のバランスをチェックするもの。現在の状態と幼いころの状態の両方をチェックすることで、本来の体質を知るとともに、乱れやすいドーシャがわかります。幼児期と現在の結果が一致すればするほど、健康な状態に近いことをあらわします。

まずは、あなたのドーシャバランスをチェックして、「本当の自分」の体質・性質を調べてみましょう。あてはまる答えにチェックして、ヴァータ、ピッタ、カパそれぞれの合計数を出してください。

■プラクリティ チェック1

現在のあなたは？

※あまり考え込まずに、直感で選んでください。

	ヴァータ	ピッタ	カパ
Q.1 からだの動きは？	□素早いほう	□人並み	□ゆっくり
Q.2 興奮しやすい？	□とてもしやすい	□どちらかというとしやすい	□ほとんどしない
Q.3 動揺しやすい？	□すぐ動揺してしまう	□多少気になる程度	□何事にもあまり動じない
Q.4 理解の仕方は？	□早いけれど表面的	□早さはふつうだけれど応用が得意	□遅いけれど深い

	ヴァータ	ピッタ	カパ
Q.5 記憶力は？	□忘れやすい	□人並み	□覚えたら忘れない
Q.6 消化の仕方は？	□日によって不規則	□すぐに消化してしまう	□ゆっくり消化する
Q.7 食欲は？	□あるときとないときの差がある	□いつも食欲旺盛	□それほど食べたがらない
Q.8 一度に食べる量は？	□ムラがある	□たくさん食べられる	□たくさんは食べられない
Q.9 好みの味付けは？	□甘いもの、塩気のあるもの、酸《す》っぱいもの	□甘いもの、苦いもの、渋いもの	□辛いもの、苦いもの、渋いもの

Q.10 どんな食事が好き？	□あたたかい食事とあたたかい飲みもの	□あまり熱くない食事と冷たい飲みもの	□乾燥していて水分の少ない食事
Q.11 外出したくないのはどんな日？	□乾燥している日	□蒸し暑い日	□寒くてどんよりした日
Q.12 眠り方は？	□浅くて目覚めやすい	□気持ちよく眠れる	□深いけれど目覚めが悪い
Q.13 よく見る夢は？	□飛んだり走ったりする怖い夢。木や山がよく出てくる	□暴力的で怒りに満ちた夢。激しい炎や稲妻、太陽がよく出てくる	□穏やかな自然の景色の夢。水や草花、鳥がよく出てくる
Q.14 便通は？	□不規則になりがち	□1日に2回以上ある	□頻繁でないが規則的

	ヴァータ	ピッタ	カパ
Q.15 便の状態は？	□たいてい硬い	□やわらかいほう	□硬くもやわらかくもない
Q.16 汗はよくかく？	□ほとんどかかない	□汗っかきで腋臭《わきが》がある	□少しかく程度
Q.17 異性への感情や行動は？	□性的な空想が多く、行動が少ない	□適度に意識し、確実に行動にうつす	□性的な欲求が普段からとても強い
Q.18 こころの状態は？	□悩みが多く、注意散漫になりがち。不安でどうしようもないこともある	□イライラして、怒りやすい。周りのことが目に入らないことも多い	□いつも落ち着きがあって、時間はかかるが確実に問題解決する

	ヴァータ	ピッタ	カパ
Q.19 行動は？	□ 人やものにぶつかりやすく、倒したり、壊したりしやすい	□ 機敏で、何事もちょうめんにこなす	□ 行動はいつもゆっくりと静かで、優雅な印象を与える
Q.20 話し方は？	□ 早口のおしゃべりで、話がよく飛ぶ	□ はっきりとした鋭い口調で、話し上手	□ あたたかい雰囲気で、物腰やわらかくゆっくりと話す
Q.21 歩き方は？	□ 軽快で活発だけれど、少しせわしない感じ	□ しっかりとした足取りで、速さも常に変わらない	□ 安定感のある足取りで、ゆっくりと歩く
Q.22 からだの関節は？	□ 硬くてポキポキ鳴る	□ やわらかくてしまりがない	□ 引きしまっていて頑丈
合計	個	個	個

■プラクリティ　チェック2

子どものころのあなたは？

※4～5歳のころの自分をよく思い出してからスタートすると効果的です。

	ヴァータ	ピッタ	カパ
Q.1 からだの動きは？	□素早かった	□人並みだった	□ゆっくりだった
Q.2 興奮しやすかった？	□とてもしやすかった	□どちらかというとしやすかった	□ほとんどしなかった
Q.3 動揺しやすかった？	□すぐオロオロする子だった	□多少気になる程度だった	□何事もあまり動じない子だった

Q.4 理解の仕方は？	□ 早いけれど表面的だった	□ 早さはふつうだけれど応用が得意だった	□ 遅いけれど深かった
Q.5 記憶力は？	□ 忘れっぽかった	□ 人並みだった	□ 一度覚えたら忘れなかった
Q.6 消化の仕方は？	□ 日によって不規則だった	□ すぐに消化してしまうほうだった	□ ゆっくり消化するほうだった
Q.7 食欲は？	□ あるときとないときの差があった	□ いつも食欲旺盛だった	□ それほど食べたがらなかった
Q.8 一度に食べる量は？	□ ムラがあった	□ たくさん食べられた	□ たくさんは食べられなかった

	ヴァータ	ピッタ	カパ
Q.9 好みの味付けは？	□甘いもの、塩気のあるもの、酸っぱいもの	□甘いもの、苦いもの、渋いもの	□辛いもの、苦いもの、渋いもの
Q.10 どんな食事が好きだった？	□あたたかい食事とあたたかい飲みもの	□あまり熱くない食事と冷たい飲みもの	□乾燥していて水分の少ない食事
Q.11 外出したくなかったのはどんな日？	□乾燥している日	□蒸し暑い日	□寒くてどんよりした日
Q.12 眠り方は？	□浅くてすぐ目が覚めた	□気持ちよく眠れていた	□深いけれど目覚めが悪かった
Q.13 よく見た夢は？	□飛んだり走ったりする怖い夢。木や山がよく出てきた	□暴力的で怒りに満ちた夢。激しい炎や稲妻、太陽がよく出てきた	□穏やかな自然の景色の夢。水や草花、鳥がよく出てきた

Q.14 便通は？	□ 不規則だった	□ 1日に2回以上あった	□ 頻繁でないが規則的だった
Q.15 便の状態は？	□ たいてい硬かった	□ やわらかいほうだった	□ 硬くもやわらかくもなかった
Q.16 汗はよくかいた？	□ ほとんどかかなかった	□ 汗っかきで腋臭があった	□ 少しかく程度だった
Q.17 異性への感情や行動は？	□ すぐに意識するけれど、あまり行動にはうつさなかった	□ 適度に意識して、確実に行動していた	□ 性的な欲求が普段からとても強かった
Q.18 こころの状態は？	□ 悩みが多く、注意散漫になりがち。不安でどうしようもないことがよくあった	□ イライラして、怒りやすい。周りのことが目に入らないことも多かった	□ いつも落ち着きがあって、時間はかかるが確実に問題解決していた

	ヴァータ	ピッタ	カパ
Q.19 行動は？	□行動やものの扱いが乱雑で、ものをよく壊す子だった	□なんでもきちんとこなせるが、堅苦しい感じがする子だった	□何をするにも、人よりも遅れがちな子だった
Q.20 話し方は？	□早口のおしゃべりで、話がよく飛ぶ子だった	□はっきりとした鋭い口調で、話し上手な子だった	□あたたかい雰囲気で、物腰やわらかくゆっくり話す子だった
Q.21 歩き方は？	□軽快で活発だけれど、少しせわしなく歩く子だった	□しっかりとした足取りで、規則的な歩調で歩く子だった	□安定感のある足取りで、ゆっくりと歩く子だった
Q.22 からだの関節は？	□硬くてポキポキ鳴っていた	□やわらかくてしまりがなかった	□引きしまっていて頑丈だった
合計	ヴァータ　個	ピッタ　個	カパ　個

診断結果　あなたの体質は？

・プラクリティ　チェック1『現在のあなたは？』の結果

ヴァータ □ 個　ピッタ □ 個　カパ □ 個

・プラクリティ　チェック2『子どものころのあなたは？』の結果

ヴァータ □ 個　ピッタ □ 個　カパ □ 個

ヴァータが、ピッタ、カパそれぞれの2倍以上 ↓ **ヴァータ体質**
ピッタが、ヴァータ、カパそれぞれの2倍以上 ↓ **ピッタ体質**
カパが、ヴァータ、ピッタそれぞれの2倍以上 ↓ **カパ体質**
ヴァータとピッタが、カパよりもかなり多い ↓ **ヴァータ・ピッタ体質**

ヴァータとカパが、ピッタよりもかなり多い　↓　**ヴァータ・カパ体質**
ピッタとカパが、ヴァータよりもかなり多い　↓　**ピッタ・カパ体質**
ヴァータ、ピッタ、カパがほとんど同数　↓　**ヴァータ・ピッタ・カパ体質**

それぞれの体質については、次ページ「ドーシャでわかる7つの体質」でご確認ください。

子どものころのチェック表の診断結果が、あなたの「本当の体質」（＝プラクリティ）。現在のチェック表と子どものころのチェック表で異なる診断結果が出た人は、からだのドーシャバランスが乱れている証拠です。172ページの「ヴィクリティ　チェック」で、さらに今のあなたのドーシャの乱れを調べてみましょう。

〈あなたはどのタイプ？〉
ドーシャでわかる7つの体質

★ヴァータ体質

ヴァータの質を強くもつ人。軽快で自由を好み、1カ所に安定することを嫌う。好奇心旺盛で積極的に活動し、率先して動く。周囲を明るく幸せにする活発さをもっているが、スタミナがないので、定期的な休息と食事が必要。

★ピッタ体質

ピッタの質を強くもつ人。とても切れ味がよく、鋭い分析力と高い知性で、応用がきき、問題解決の能力に優れている。情熱的で正義感が強く、困難に出遭っても、自分が目的を達成するための喜びに変えることができる。

★カパ体質

カパの質を強くもつ人。すべてにおいて安定的。物事に動じることなく、常に平和的なこころで対処できる。豊かな愛情で人を包み、癒《いや》しを与える。はじめたことは途中で投げ出したりせず、ゆっくり確実に自分のものにしていく。

★ヴァータ・ピッタ体質

ヴァータの速さと動き、ピッタの熱と鋭さの質をもつ人。多くの情報を正確に扱うことが得意で、情報処理能力に優れている。行動力と実践力があるが、ストレスに対しては、不安と怒りが交互にやってくる傾向がある。

★ヴァータ・カパ体質

ヴァータの速さと動き、カパの重さと安定の質をもつ人。早口だが、カパの安定感があるので、話が飛んだり不安になったりせず、落ち着いた印象を与える。安定的だが軽快さも兼ね備えていて、その意外性が人を惹きつける。

★ピッタ・カパ体質

強いエネルギーをつくるピッタと、それを溜めるカパの質をもつ人。鋭い知性をもつが攻撃的ではなく、人あたりはやわらかい。一度決めたことはけっして曲げない、強い意志のもち主。でも無理をしがちなので、怒りやすくなることも。

★ヴァータ・ピッタ・カパ体質

3つのドーシャを同じ割合でもつめずらしい人。数万人、数百万人に1人といわれる。あるときは軽やかで発想豊か、あるときは知的。またあるときは持久力があり慈愛深く、バランスのとれた人。ただしドーシャが乱れやすい。

〈何が乱れているのかがわかる〉
ヴィクリティ チェック

「ヴィクリティ」とは、本来の自分であるプラクリティからずれてしまった状態をいいます。アーユルヴェーダでは、からだの不調や病気の原因はドーシャが乱れているためだと考えます。

「ヴィクリティ チェック」では、今のあなたのドーシャの乱れ（アンバランス度）をチェック。乱れているドーシャをケアして、本来の自分（＝プラクリティ）の状態を取り戻していきます。

自分にあてはまる項目すべてにチェックしてください。ヴァータ、ピッタ、カパそれぞれの項目ごとに合計数を出しましょう。少しでも症状があると感じたら、チェックを入れるようにしてください。

ドーシャバランスは日々変化するので、こまめにチェックしてみましょう。そのうち、チェックしなくても自分のドーシャの乱れがわかるようになります。

合計数の一番多いものが、今乱れているドーシャです。乱れているドーシャと、体内に溜まったアーマ（毒素）が結びついて心身に乱れを生み出します。アーマ（毒）が多ければ、具体的な症状や病気となってあらわれるというわけです。

あなたの体質の乱れは？ 《

☆ヴァータの乱れ（※チェックは複数可）

朝、目が覚めたとき

- □疲労感が残っていてだるい
- □舌の表面や排泄物が褐色っぽい

日中

- □口の中が渋い
- □常に疲労感がある
- □不安で心配な気持ちになる
- □あれこれ考えてしまう
- □気持ちが常に落ち着かない
- □食欲がいつも不安定
- □甘い物が突然食べたくなる
- □衝動的な行動をとりがち

夜

- □つい夜更《よふ》かししてしまう
- □普段から寝つきが悪い

日常の何気ない症状

- □なんとなくいつも緊張気味
- □眠りが浅く、すぐ目が覚める
- □便が硬くて出にくい
- □肌が常に乾燥している
- □声がかすれやすい
- □関節がポキポキ鳴る

合計　□　個

診断結果

★ヴァータの乱れ

○5個以上

⬇休息をたっぷりとって、緊張のともなう仕事は控えてください。ヴァータの乱れが多いときは、からだが冷えやすくなります。白湯をいくらか多めに飲むようにしましょう。

○1個以上

⬇ヴァータが乱れているときは、喉が乾きやすくなります。喉の渇きを我慢するとなおさらヴァータが乱れます。白湯をこまめに飲むようにしましょう。

☆ピッタの乱れ（※チェックは複数可）

朝、目が覚めたとき

□とてもお腹が空いている
□舌の表面や排泄物が黄色っぽい

日中

□口の中が苦い
□すぐにイライラする
□批判的、攻撃的になりやすい
□何をしても満足できず、むなしい
□汗の量が多く、体臭がある
□ガツガツ食べてしまう
□酸っぱいものが苦手
□時間が常に気になる

夜

□夜間、空腹感が強い
□刺激的なセックスをしたくなる

日常の何気ない症状

□からだや顔が急にほてってくる
□目が充血しやすい
□便がやわらかく下痢気味
□からだがかゆくなりやすい
□酸っぱいものが込み上げてくる
□髪が薄くなってきた

合計□個

診断結果

★ピッタの乱れ

○5個以上

⬇休息をたっぷりとって、刺激物は控えてください。

ピッタの乱れが多いときは、その熱で水分が奪われます。ぬるめの白湯をいくらか多めに飲むようにしましょう。

○1個以上

⬇ピッタの乱れがあると、イライラしやすくなります。イライラを溜めると肝臓に負担をかけます。白湯を飲んで、胃腸の働きを整え、肝臓の負担を軽減しましょう。

☆カパの乱れ（※チェックは複数可）

朝、目が覚めたとき

- □眠気がとれずからだが重く感じる
- □舌の表面や排泄物が白っぽい
- □口の中がネバネバする

日中

- □なかなか眠気がとれない
- □考えや行動が鈍い
- □人に会いたくなくなる
- □気持ちが晴れず、どんよりしている
- □食欲があまり出ない
- □昼食後はたいてい眠くなる
- □過ぎたことにいつまでもこだわる

夜

- □頭が重く、なんとなく痛い
- □つい寝すぎてしまう

日常の何気ない症状

- □やる気が出ない、おっくうである
- □花粉症で目がかゆくなる
- □お腹が重くて便が出にくい
- □肌が常に冷たく湿っている
- □鼻がつまりやすい
- □腰が重くてだるく感じる

合計□個

診断結果

★カパの乱れ

○5個以上

⬇休息をたっぷりとって、脂肪分の多い食事は避けてください。カパの乱れが多いときは、その重さや鈍さでアグニが落ち、アーマができやすくなります。熱めの白湯をよく飲み、アグニを高めて、アーマを浄化しましょう。

○1個以上

⬇カパの乱れがあると、からだ全体が冷えてしまいます。冷えは免疫力を落とし、さまざま病気の元になります。白湯を飲み、いつもからだを温かく維持しましょう。

オージャス チェック
〈こころとからだのエネルギー量がわかる〉

「オージャス」とは、生命の生き生きとした質の意味。体内の消化力や代謝力が高まることで生まれる、生命の源ともなる生命エネルギー（生命力）のことです。

このチェック表では、今のあなたのオージャスの量をはかります。オージャスが少なくなるとアーマ（毒）が増え、心身に不調があらわれます。逆にオージャスが増えてくると、免疫力や抵抗力が高まって病気になりにくくなります。こころにも幸福感が増し、内側から美しくなれるといわれています。

すべての質問について、あなたにあてはまる状態を、１から5までの番号からひとつ選んで記入してください。最後にそれぞれの個数を集計し、合計点数を計算してください。

選択番号

①：完全にLowの状態

②：よりLowに近い状態

③：LowとHighの中間ぐらいの状態

④：よりHighに近い状態

⑤：完全にHighの状態

○1 朝起きたときの顔色は、（①②③④⑤）である

Low：暗く、やつれている。生気がなく、くすんでおり、目の下にはくまがある

High：生き生きとした表情で、明るく、輝いている

□

○2 朝、起きた直後の顔の肌質は、（①②③④⑤）である

Low：乾燥し、荒れている。化粧ののりが悪い

High：艶があり、しっとりとして、やわらかい

□

○3 何も食べていない状態で口の中が、（①②③④⑤）である

Low：苦い味がして、不快である。飴などの甘いものを舐めていたい

□

High：甘い味が広がっており、心地よい

○4　**声は、①②③④⑤である**

Low：かすれている。話していると、喉《のど》が痛くなりやすい

High：張りがあり、しっかりとしている

□

○5　**日常のこころは、①②③④⑤である**

Low：漠然とした不安や心配を感じる。恐れをもっている

High：穏やかで安定している。喜びや幸福感を感じる

□

○6　**毎日の食事は、①②③④⑤である**

Low：食欲があまりなく、おいしいと感じることはない。満足感はない

□

High：食欲があり、おいしいと感じる。満足感がある。

○7 家族や職場の人が風邪をひいているときに、①②③④⑤である

Low：自分も風邪をひく

High：自分だけは風邪をひかない

□

○8 見たり、聴いたりするものが、①②③④⑤である

Low：何を見ても美しいと感じず、何を聴いても感動することはない

High：見るもの、聴くものを美しいと感じ、感動する

□

○9 人間関係や日常が、①②③④⑤である

□

Low：困難や問題ばかりで苦しい。自分の周りはよくない人が多い

High：調和的で快適である。自分の周りにはよい人が多い

○10　**自分の願望は、（①　②　③　④　⑤）である**　□

Low：かなうことがない。努力が実らない

High：とても簡単にかなう。たいした努力もせずに自然にかなう

★オージャス総合評価

選択番号1は1点、2は2点……5は5点、という配点になっています。それぞれの個数を数えて点数を計算し、最後に合計点数を出してください。

1×□個=□
2×□個=□
3×□個=□
4×□個=□
5×□個=□

合計□点

結果は次ページ

オージャス チェック 診断結果

★合計点数が40点以上

オージャスは充分にあります。いま現在の食事のとり方や生活スタイルが、適切であるとしめされています。毎日、白湯を飲み今後も油断せずに、生活の変化やストレス、食生活の乱れなどによってオージャスを減らさないように注意しましょう。

★合計点数が25点から39点

オージャスは平均的、あるいはやや減少しています。食事や生活習慣を見直して、オージャスを増やす必要があります。まずは毎日白湯を飲み、アグニを強くして食べたものがきちんとオージャスになるようにしていきましょう。

★合計点数が25点未満

オージャスがかなり減少しているようです。白湯を飲んでアグニを強くするだけでは不充分かもしれません。すでに病気の兆候があらわれていないか、一度、医療機関の診療を受けたほうがよいでしょう。

〈毒素の溜まり度がわかる〉
アーマ蓄積度 チェック

「アーマ」とは、からだとこころの未消化物（毒素）のこと。

食べものはきちんと消化されれば、こころとからだのエネルギーになりますが、消化も排泄もされずに体内に残ったものは、毒素となって蓄積されてしまいます。アーマには粘着性があるため、溜まったアーマは体内のあちこちに付着します。それが、ドーシャの働きを乱し、からだ本来の機能や免疫力を弱めてしまうのです。

このアーマが、今のあなたの体内にどれくらい溜まっているかを調べるのが「アーマ蓄積度チェック」です。アーマはドーシャの乱れに結びついて、病気のもとに。アーマを体内から排出していくことが、健康と美しさを取り戻す第一歩です。

■チェック1

あなたのアーマはどの種類？（ドーシャ別・アーマチェック）

《

☆ヴァータの乱れに結びつくアーマ（※チェックは複数可）

□舌ごけが褐色っぽい
□便が硬くて出にくい
□食欲が日によって不安定
□おなかがゴロゴロする
□からだのあちこちが痛い
□関節がきしむ
□首や肩のこりとともに頭痛がある

合計□個

診断結果

7つの項目のうち、1つでもあてはまる項目があれば、あなたの体内にはアーマが溜まっています。合計数の一番多いアーマのドーシャが乱れやすい状態です。

★ヴァータの乱れに結びつくアーマ

○1個以上

⬇食事のときにはかならず熱めの白湯をコップ1杯飲むようにして、アグニを安定させましょう。

○3個以上

⬇食事をしながらコップに1杯、さらに食事ではないときに、20～30分おきにひと口ずつ白湯をすするようにするとよいでしょう。

※いずれも1日の量はコップ5～6杯（700～800㎖）までです。

☆ピッタの乱れに結びつくアーマ（※チェックは複数可）

□舌ごけが黄色っぽい
□体臭や口臭が強い
□尿や便の色が黄色っぽい
□胸やけがしたり、酸っぱいものが込み上げる
□口内炎がある
□皮膚に湿疹《しっしん》やかゆみがある
□鼻血が出やすい

合計　□　個

診断結果

７つの項目のうち、１つでもあてはまる項目があれば、あなたの体内にはアーマが溜まっています。合計数の一番多いアーマのドーシャが乱れやすい状態です。

★ピッタの乱れに結びつくアーマ

○1個以上

⇩冷たいものを飲みながら食べないようにして、ぬるめの白湯を食事をしながらカップに1杯飲みましょう。

○3個以上

⇩食事をしながらコップに1杯、さらに喉が渇いたときに、ぬるめの白湯を少しずつ飲むようにしましょう。

※いずれも1日の量はコップ5～6杯（700～800㎖）までです。

☆カパの乱れに結びつくアーマ（※チェックは複数可）

□舌ごけが白っぽい
□口の中がネバネバする
□鼻がつまる
□耳、目、肛門から粘膜が出る
□食べものへの興味がわかず、食欲もない
□食べても味がしない
□げっぷがまったく出ない

合計□個

診断結果

7つの項目のうち、1つでもあてはまる項目があれば、あなたの体内にはアーマが溜まっています。合計数の一番多いアーマのドーシャが乱れやすい状態です。

★カパの乱れに結びつくアーマ

○1個以上
⇩朝起きたらまずカップ1杯の白湯を飲み、食事のときにも1杯ずつ飲むようにしましょう。

○3個以上
⇩朝起きたときと食事のときにコップ1杯ずつの白湯を飲みます。さらに食間に、20〜30分おきに、ひと口ずつ白湯を飲むようにしましょう。

※いずれも1日の量はコップ5〜6杯（700〜800㎖）までです。

■チェック2

アーマの量はどのくらい？（段階別・アーマチェック）

（※チェックは複数可）

≪

☆第1段階

□体力の衰えを感じる
□からだがだるくて重く感じる
□日中、眠気がとれない
□消化不良を起こすことがある
□食欲が出ない
□精神的にも肉体的にも疲労感がある

合計□個

☆第2段階

□痛みや腫れ、かゆみがあり、時間によって症状の出る場所が移動する

合計□個

☆第3段階

□嘔吐する
□下痢が著しい
□便を頻繁に排泄する
□唾液が大量に出る
□くしゃみや鼻水が頻繁に出る

合計□個

診断結果

★第1段階の症状が1個以上

○第1段階：体内にアーマが溜まりはじめた段階。まだ症状としては軽く、隠されている状態です。

⇩白湯を飲み、さらに「アーマパーチャナ」を取り入れましょう。

★第1段階の症状1個以上　＋　第2段階の症状

○第2段階：アーマの量が多くなり、溜まったアーマが移動しはじめる段階。

⇩白湯を飲み、さらに「アーマパーチャナ」を取り入れましょう。

★第1段階の症状　＋　第2段階の症状　＋　第3段階の症状1個以上

○第3段階：アーマの量がさらに増え、からだが自然に毒素の浄化をしている段階。

⬇薬などで無理に症状をおさえず、白湯を飲みながら自然に症状がおさまるのを待ってから、「アーマパーチャナ」を取り入れましょう。

チェック1でアーマの種類が、チェック2でアーマの量がわかります。体内のアーマ蓄積度を知ることが病気の予防につながり、本当の健康と本来の美しさを取り戻すための指標になります。

※アーマパーチャナとは

アグニを強めてアーマを浄化する方法のことです。通常は、軽めの食事を適切にとることでアグニを強めます。

1) 朝食は8時までに食べ終わるようにします。
2) 朝食は量、質ともに軽くして、食べすぎないようにします。
3) 昼食は12時前後に食べます。
4) 昼食を1日の中心の食事にします。
5) 夕食を20時までに食べ終わるようにします。

6）夕食は全体に量を減らし、揚げもの、乳製品、甘いもの、小麦製品などを食べないようにして、油を控えた野菜料理、温かいそば、鶏肉料理、イエロームング豆のスープなどを食べます。

7）間食はしません。

8）冷たいものは飲食しません。

《アーユルヴェーダ関連資料一覧》

マハリシ・アーユルヴェーダの診療を受けたい方へ

医療法人社団邦友理至会　マハリシ南青山プライムクリニック

〒107-0062　東京都港区南青山 1-15-2

TEL　03-5414-7555

9:30〜12:00、13:30〜17:00（自由診療、完全予約制）

※月曜定休

ホームページアドレス　http://www.hoyurishikai.com/

マハリシ・アーユルヴェーダ関連製品のお問い合わせ

マハリシ・グローバル・トレーディング・ワールド・ピース株式会社

〒325-0116　栃木県那須塩原市木綿畑 2263-3

TEL　0287-68-7155　FAX　0287-68-7112

Eメール　info@m-veda.jp

ホームページアドレス　http://m-veda.jp

マハリシ・アーユルヴェーダの瞑想（TM＝超越瞑想）を習いたい方へ

一般社団法人マハリシ総合教育研究所 本部事務局

〒325-0116　栃木県那須塩原市木綿畑 2263-3

TEL　0287-68-1103　FAX　0287-68-1099

ホームページアドレス　http://www.maharishi.co.jp/

マハリシ・アーユルヴェーダ普及団体

特定非営利活動法人ヴェーダ平和協会

〒107-0062　東京都港区南青山 1-15-2

南青山STUDIO FLAT401号

TEL　03-5414-8282

著者紹介
蓮村　誠（はすむら　まこと）
1961年生まれ。東京慈恵会医科大学卒業、医学博士。医療法人社団邦友理至会理事長。オランダマハリシ・ヴェーダ大学、マハリシ・アーユルヴェーダ認定医。特定非営利活動法人ヴェーダ平和協会理事長。
東京慈恵会医科大学病理学教室および神経病理研究室勤務後、1992年オランダマハリシ・ヴェーダ大学、マハリシ・アーユルヴェーダ医師養成コースに参加。現在、診療に当たる傍ら、マハリシ・ヴェーダ医療医師養成教育、全国各地での講演活動、書籍執筆などマハリシ・ヴェーダ医療の普及に努める。
著書に『毒を出す食 ためる食』『毒を出す生活 ためる生活』（以上、PHP研究所）、『ファンタスティック・アーユルヴェーダ』『コーリング・アイアム』（以上、知玄舎）、『生命礼賛』『いのちの医療』（以上、総合法令出版）、『へこまない人は知っている』（春秋社）、『足りないのは消化力！』（朝日新聞出版）、監修に『黄金のアーユルヴェーダ・セルフマッサージ』（河出書房新社）など多数がある。

本書は、書き下ろし作品です。

PHP文庫

白湯《さゆ》　毒出し健康法

体温を上げる魔法の飲みもの

2010年2月17日　第1版第1刷
2017年12月25日　第1版第20刷

著者　蓮村　誠
発行者　後藤淳一
発行所　株式会社PHP研究所
東京本部　〒135-8137　江東区豊洲5-6-52
第二制作部文庫課　☎03-3520-9617(編集)
普及部　☎03-3520-9630(販売)
京都本部　〒601-8411　京都市南区西九条北ノ内町11
PHP INTERFACE　https://www.php.co.jp/
印刷所　共同印刷株式会社
製本所　株式会社大進堂

ISBN978-4-569-67336-3

PHP文庫好評既刊

歩くとなぜいいか？

大島 清 著

歩く人は「脳年齢」が若い！ 時間も場所も選ばない手軽な趣味で、楽しみながら健康な体と若さを手に入れる方法を脳科学者がアドバイス。

定価 本体五一四円（税別）

PHP文庫好評既刊

「朝に弱い」が治る本

スッキリした目覚めを手に入れる習慣

鴨下一郎 著

「朝に弱い」のは本当に低血圧のせい？——いつまでもベッドから起きられない現代人に、ぐっすり眠り、スッキリ目覚める秘訣を大公開！

定価 本体四三八円（税別）

PHP文庫好評既刊

不安のしずめ方

人生に疲れきる前に読む心理学

加藤諦三 著

人生最大の敵は、「不安」である。――心を消耗させる「不安」の原因と対処法を明かす、人生の危機管理の本。きっと今よりラクになる！

定価 本体五五二円（税別）